读客® 家庭健康必备书

实用，有效，安全

速查速用
值得珍藏

纯食材配方

很老很老的老偏方
腰酸背痛一扫光

医学博士多年精心收集
最古老、最齐全、最安全
巧治腰酸背痛的经典老偏方

医学博士 柴小姝 著
（中华人民共和国医师编号：141440000302502）

廣東省出版集團
广东科技出版社
·广 州·

图书在版编目（CIP）数据

很老很老的老偏方，腰酸背痛一扫光 / 柴小妹著．
— 广州：广东科技出版社，2014.1
ISBN 978-7-5359-6005-4

Ⅰ．①很…　Ⅱ．①柴…　Ⅲ．①颈肩痛—土方—汇编
②腰腿痛—土方—汇编 Ⅳ．① R289.2

中国版本图书馆 CIP 数据核字（2013）第 233046 号

Henlaohenlao de Laopianfang，Yaosuanbeitong Yisaoguang

责任编辑：马霄行
特约编辑：符马活　读客黄思懿　读客梁余丰
封面设计：读客图书　021-33608311
责任校对：罗美玲　杨崚松
责任印制：罗华之
出版发行：广东科技出版社
（广州市环市东路水荫路 11 号　邮政编码：510075）
http://www.gdstp.com.cn
E-mail: gdkjyxb@gdstp.com.cn（营销中心）
E-mail: gdkjzbb@gdstp.com.cn（总编办）
经　　销：广东新华发行集团股份有限公司
印　　刷：北京盛兰兄弟印刷装订有限公司
（北京市大兴区黄村镇西芦城黄鹅路西　邮政编码：102612）
规　　格：680mm×990mm　1/16　印张 12.5　字数 160 千
版　　次：2014 年 1 月第 1 版
2014 年 1 月第 1 次印刷
定　　价：29.90 元

目 录

第二章 更年期老偏方，健康迎接第二春

为家庭操劳的您，更应该花些时间关注自己的健康。

第三章 孕产期老偏方，快快乐乐做妈妈

腰不酸，背不痛，孕产期就能轻松愉快地度过。

第四章 生理期老偏方，不怕经期腰酸背痛

每个月的那几天，就应该轻轻松松零负担。

第五章 男人腰痛老偏方，“肾”好腰背才结实

肾是“先天之本”，男人肾好，精力才旺盛。

第六章 上班族老偏方，腰背疲劳一扫光

腰酸背痛不见了，工作才能更得心应手。

第七章 日常保健老偏方，筋骨疼痛有妙招

生活中遇到的小毛病，求医还不如求己。

第一章

中老年老偏方，硬硬朗朗度晚年

年纪大了，腰好腿好才能精神好，才能过好每一天。

到了一定的年纪，有很多以前没有的小毛病都可能会找上门，比如骨质增生、肩周炎、颈椎病、老寒腿等。以上问题给中老年人的生活带来很大的影响，有些人因为腿脚不方便放弃了自己的爱好，选择整天待在家里，长此以往，心态也可能变得消极。中老年人腰腿好，才能精力充沛地过好每一天。

本章中，我收集了一些中老年腰酸背痛的有用小偏方，这些偏方都经过了临床疗效的验证，值得信赖。

1．骨质疏松腰背痛，牛膝泡茶疗效好

症状：骨质疏松，腰背痛，行走无力

老偏方：牛膝5克，用一碗水煎15分钟，放凉后饮用，之后可再用开水重复冲泡饮用。每天可饮用3～5次，坚持饮用一个月以上。

经常有一些中老年患者来看病，主诉腰背痛，但是在医院检查了半天，也没发现腰椎有什么问题，于是就只能被笼统地归为“风湿”，采用搽药油、贴膏药的方法来治疗，但效果不佳。其实，这类患者的腰背痛很可能是由骨质疏松造成的。

关老师是我小学时代的启蒙老师，这天，她来医院开些风湿膏药，我正好碰到她，就和她聊了起来。从谈话中我了解到，自从退休后，关老师的腰背就经常疼痛，仰卧和坐着的时候会好些，但站立时疼痛特别明显，白天痛得比较轻些，晚上和清晨疼痛剧烈。她去附近医院的骨科检查了好几次，都没检查出什么来。小区里的邻居对她说她得的可能是风湿病，所以关老师就每天擦药酒、贴膏药，但效果却并不显著。最近，关老师的小孙子来她家玩，因为她贴的膏药气味比较大，孩子都不喜欢和她亲近，为此，关老师很是苦恼。

我听关老师讲她的情况，觉得比较像是骨质疏松的症状，于是就问她是否做过骨密度检查。她说没有，也没听邻居们提起过这个。我劝关老师在我们医院检查一下，把腰背痛的原因给搞清楚。我给她开了检验单，又给检验科的同事打了招呼，关老师就去检查

了骨密度，检查结果显示关老师确实得了骨质疏松症。

关老师知道检查结果后，第一反应是很高兴的，毕竟，腰背痛的原因已经清楚了，以后就不用再贴那些味道很大的膏药了。但我提醒她，应当对这个病引起高度的重视，而不能等闲视之。

骨质疏松好发于绝经后妇女，因为绝经后妇女体内的雌激素降低，骨代谢活跃，骨转换增强，骨量丢失，最终导致骨质疏松，所以才引起腰背疼痛，严重时就容易发生骨折。目前，对骨质疏松症的治疗主要是消炎、止痛、口服雌激素、补充钙质和活性维生素D等。其中，口服雌激素的疗效比较明显，但因为这种药物价格昂贵，副作用多，所以临床上比较少用。因此，我还是按照常规方法，让关老师采用口服钙制剂、维生素D来治疗。由于关老师还有一个问题，就是经常腰背痛、腰膝酸软，之前她也吃过一段时间的中药，但效果不明显，所以这次我就建议她只用一味中药——牛膝。

从中医的角度说，绝经期骨质疏松症属于肝肾不足引起的痹证。中医认为女子七七（约49岁时）天癸竭，肾气衰，肝血不足。而肝、肾和骨的关系密切，肝主筋，肾主骨，肝肾不足就导致筋骨失养，引起腰膝酸软、疼痛、麻木，关节不灵活等，这和骨质疏松引起的症状是一样的。我建议关老师回去后就用药店炮制好的牛膝片泡茶喝，一天数杯。牛膝是活血祛瘀、补益肝肾的常用药，具有止痛、活血、壮骨的功效。用牛膝治疗骨质疏松症的偏方在很多年前就有人用过了，近几年有不少学者通过动物实验证实，牛膝中的牛膝蜕皮甾酮能有效促进成骨细胞增殖，减慢骨密度降低的速度。用牛膝泡茶或泡酒喝治疗骨质疏松的疗效是经过临床验证的，且副作用很小，所以用作该病的辅助治疗是很有意义的。

关老师回去后按照我的治疗方案治疗了一个月，腰背痛、腰膝酸软的情况已经大为改善。我又建议她平时多吃些黄豆、芝麻、核桃等含钙高的食物，同时多参加户外活动，这样做能有效防治骨质疏松症。

2. 骨关节肿痛，外敷小蓟蓖麻子

症状：关节肿痛，关节活动受限

偏方：取新鲜小蓟10克、蓖麻子5克，混合捣烂后敷在膝关节上，大约4小时后取掉。

我们常说，健康在很大程度上取决于少年功，意思是说人在年轻时打下良好的健康基础以后会受用很多年。但另一方面，年轻时如果不注意保养自己的身体，留下了很多健康的隐患，年老后就要吃苦头了。

有些老人家并不清楚，有不少退行性疾病都和年轻时的生活习惯有很大关系。例如引起骨关节炎、退行性关节炎这类常见“老人病”的一个主要的病因就是年轻时不注意保暖，导致骨关节受凉，关节软骨韧性变差，从而影响关节滑囊。等人上了年纪，关节软骨、关节滑囊就很容易出现退行性变化，年轻时不注意保养身体而引发的后患这时就出现了。

袁大爷是我最近接诊的膝关节炎病人，他的症状较为典型，如关节肿胀、压痛、僵硬，关节活动时有摩擦感等。

袁大爷告诉我，他从事搬运工作二十多年，退休后逐渐出现关节疼痛的情况。最初是上下楼梯时觉得膝关节痛，后来有段时间上下楼梯时是不痛了，但疼痛开始在坐着休息时出现。这其实是骨关节炎的特征之一：活动痛或休息痛。只是袁大爷当时没特别注意，一直到最近关节肿胀、痛得受不了了才来医院看病。

我解释给袁大爷听，骨关节炎是一种退行性的疾病，发病的主

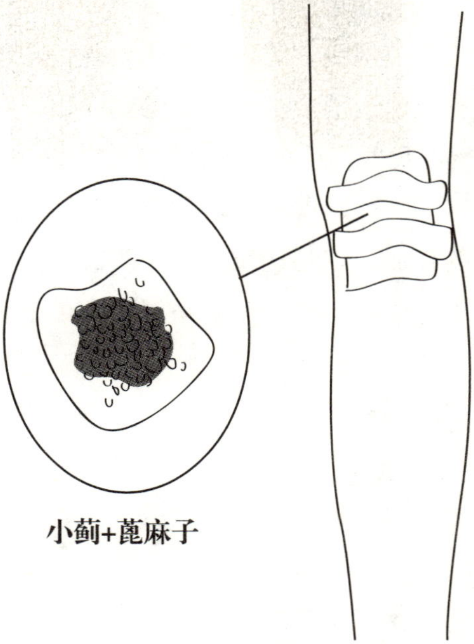

小蓟和蓖麻子混合捣烂敷在膝关节上，可治膝关节肿痛。

要原因是人年纪大了以后，关节软骨、关节滑囊出现改变。如果年轻时经常操劳，不注意保暖，老年时骨关节就容易发炎、肿痛。如果病情进一步发展，骨关节受损严重，就可能要通过手术治疗。这次，我给袁大爷安排的治疗方案是药物消炎、推拿手法、理疗并结合药物外敷。

袁大爷表示可以接受我的安排，于是我先给他进行了推拿手法的治疗，采用弹拨法，并摇膝屈伸，以促使膝关节滑囊正常分泌滑液，松解粘连，然后采用理疗。药物方面我给他开了止痛和消炎的药物，还有一些蓖麻子。我嘱咐袁大爷，回去后再到市场上买一些新鲜的小蓟，每次用10克，再加上5克蓖麻子，混合捣烂后敷在膝关节上，大约4小时后取掉。

这个外敷药方虽然简单，但对治疗骨关节炎引起的关节肿痛却有很好的效果。小蓟和蓖麻子在农村地区常用作止血、消肿、疗疮的药物，原理在于小蓟能祛瘀止痛，蓖麻子能祛风通络，两种药物用于外敷，能治疗关节痹痛、肿痛的症状。现代药理研究也证实，小蓟和蓖麻子具有止痛、消炎、收缩血管的作用，对于关节炎的治疗有一定效果，所以我推荐给袁大爷使用。

蓖麻子有一定的毒性，误服可能危及生命，因此我特别嘱咐袁大爷要注意药物的存放，切勿让家里的小孩碰到。袁大爷回去后按照这个外敷方法进行治疗，十天后回来复诊，关节肿痛的情况已经有了很大改善。

3. 骨质增生足跟痛，常泡川芎小米醋

症状：骨质增生，足跟痛，行走不便

老偏方：取川芎15克、小米醋300毫升，川芎捣碎后和小米醋一起入锅，加清水1升，煮5～10分钟后倒入盆内泡脚跟。每天1～2次，连续泡10天。

骨质增生又叫骨刺，这个名字听上去就让人感到不舒服，骨头上长出了刺，周围的肌肉和软组织处在受压的情况下，当然不好受了。来我的门诊看病的病人中，有不少都有骨质增生，其中最常见的是足跟部的骨质增生。

我有一个病人今年年初时在我们医院检查出腰椎有骨质增生，当时医生跟他说，他的骨质增生并没有影响到周围的神经和血管，不需要特地治疗。但是一般人知道自己身上长了骨刺，心里一定会觉得不踏实，总担心有一天骨刺会变严重，刺到肌肉或血管。这位病人回家后就开始自行贴一些据说能消除骨刺的膏药，有人跟他推荐一种治疗仪，他去买了回来用，后来有人给他介绍某某气功大师，专治骨质增生，这位病人也去“治疗”。就这样奔波了几个月，有一天，他在下床时突然觉得脚跟一阵刺痛，休息几天后仍然觉得走路时隐隐作痛，于是就来我这里看病。

经过检查，我告诉这位病人，他的足跟有骨质增生。他一脸茫然地问我，怎么他治疗了那么久，反而骨质增生还多了？我翻看他以前的病历，跟他解释说，他之前的骨质增生在腰椎部位，没有对他的身体造成什么影响，是良性的增生，不需要特地治疗。不过，由于这段

时间他自已乱用药，又到处奔波，足跟长期劳累，就引发了足跟处的骨质增生，骨刺压迫到足部的软组织，引起发炎、疼痛。

其实，很多人都和这位患者一样，对骨刺了解得不多，所以容易误信一些广告宣传，盲目地“治疗”。在这里我要告诉大家，骨质增生是一种正常的生理现象，随着年龄的增长，每个人都会出现骨质增生。对身体没有影响的骨质增生是不需要治疗的，不过当骨质增生影响到肌肉软组织、神经，产生疼痛和炎症时，就需要治疗了。骨质增生又叫增生性骨关节炎，多发生在足部、膝关节、腰椎和颈椎处。

骨质增生一旦形成，能不能通过药物或其他方法消除呢？答案是否定的——除非通过手术。但是手术的风险比较大，而且很多患者的骨质增生也不需要用到手术治疗。骨质增生只有在引发疼痛和炎症的情况下才需要治疗，一般程度的骨质增生，通过对症治疗、增加休息就能使疼痛大大减轻。

治疗骨质增生一般使用镇痛消炎药，紫外线理疗也可加快消炎止痛。中药治疗骨质增生常用川芎、威灵仙、牛膝等药物，近年来发现单味川芎也有很好的疗效。民间验方有一条川芎小米醋的泡洗方，对骨质增生引起的足跟痛很有效果。方用川芎15克、小米醋300毫升，川芎捣碎后和小米醋一起入锅，加清水1升，煮5～10分钟后倒入盆内泡脚跟，每天1～2次，连续泡10天。川芎具有活血化瘀、祛风通络的功效，能促进肌肉软组织消炎、止痛。小米醋具有消肿功效，并能加强药物对患处皮肤的影响。如没有小米醋，也可用陈醋代替。

骨质增生的治疗还有一点要注意，就是多休息。人的身体有个特点，就是用进废退，打个比方，如果一个人有足部骨刺，而他又因为其他疾病不得不卧床半年，那半年以后，他就会发现原来的骨刺萎缩了。但是我们不可能让骨刺患者长期卧床，这对身体的整体健康是没有好处的。不过骨质增生患者还是应当尽量多休息，不要劳累，走路时应该穿底比较软和厚的鞋，这些还是比较容易做到的。

4．反复腰酸背痛，两个动作就搞定

症状：反复腰酸背痛，无其他症状

偏方：

①找一张硬靠背的椅子坐下，尽量坐直，背靠在椅背上，双臂斜向上举，伸展上体，头慢慢向后仰，保持3秒左右，然后慢慢还原放松，再重复做该动作3次左右。

②买一两个网球，在家里有空时就扶着墙，一只脚光脚踩在网球上前后滚动按摩，每次10分钟左右。

腰酸背痛是每个人都有过的体验，尤其是老人家。好多老人家都把腰酸背痛、风湿痹痛的情况当成是“老朋友”，常拿这个来自嘲。能有乐观的心态固然不错，不过，如果能乐观地去治疗当然就更好了。其实老年人的腰酸背痛完全可以通过活动来减轻，这些活动方法简便易行，还能预防很多的腰部疾病。

我的病人林女士之前因为“闪了腰”（急性腰椎错位）来找我看过病，之后过了大半年都没什么事，但近一个月她却来找了我好几次，均是因为腰酸背痛的毛病。有一次林女士问我，是不是由于她上次闪了腰，引发了老风湿，才使得自己天气一转凉腰就痛得受不了。其实，林女士的腰椎拍片结果显示什么事也没有，在她这个年龄来说，腰椎算是很健康了。而她经常觉得腰酸背痛，其实是腰肌劳损造成的。但林女士并没有干什么重活，也没有做剧烈运动，她的腰酸背痛和腰肌劳损到底是怎么回事呢？

林女士跟我说，她年轻时上山下乡什么活都干过，不管白天有

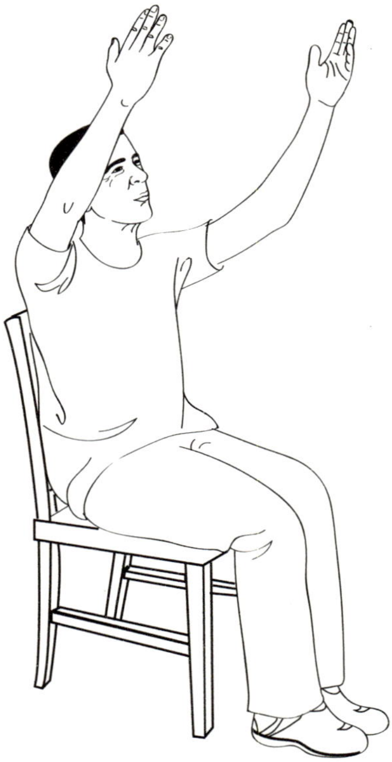

重复端坐伸臂3次，可以锻炼颈部肌肉，预防颈椎病。

多累，只要晚上睡一觉，第二天她就不觉得累了。而现在拖个地她就觉得腰痛，真是岁月不饶人。我说，这是正常现象，人总不可能一直都精力充沛，年纪大了，骨骼内的钙质容易流失，导致骨质疏松，各个器官机能退化，身体就容易累，也容易腰背痛。你要让自己的腰背不痛，就要合理营养、适当运动、注意休息，不让腰背部的肌肉累着，不让腰椎受损，那疼痛自然就会减轻了。

不过，按我这样说，老人家是不是只能躺在床上衣来伸手、饭来张口呢？当然不是。很多老人家都有这样的体会，年轻时劳动很辛苦也没得什么病，退休后没事做反而容易得病。因此适度的活动和锻炼对中老年朋友来说很重要。对经常腰背痛的人来说，因为这两个部位都无法自我按摩，总是找人帮忙按摩也不太现实，所以就可以选择做一些放松肌肉、舒展筋骨的活动。

例如端坐伸臂法，就是在腰痛的时候，找一张硬靠背的椅子坐下（沙发和藤椅不好固定腰椎，因此不适宜采用），尽量坐直，靠在椅背上，双臂斜向上举，伸展上体，头慢慢向后仰，保持3秒左右，然后慢慢还原放松，再重复做该动作3次左右。这个动作的原理就是通过肩关节的活动带动背部的斜方肌，使背部肌肉得以放松，同时，仰头的活动也可以锻炼颈部肌肉，起到预防颈椎病的作用。

除了这个动作，还可以买一两个网球，在家里有空时就扶着墙，一只脚踩在网球上前后滚动按摩，每次10分钟左右。这个动作能通过足部站立位置的改变，调整腰椎并且锻炼腰部的肌肉。要知道，我们之所以会得腰椎病、颈椎病，很大程度上是由于颈椎和腰椎长期固定在某个位置或者重复相同的动作，颈部和腰部得不到适当的活动，导致肌肉僵硬或损伤。因此，我们在日常生活中注意做一些运动，就能使颈部和腰部处于一种比较健康的状态。

腰背部的活动对疲劳、慢性劳损和退行性的腰背痛都有一定疗效，但如果是急性损伤，就应及时就医，而不应该擅自活动或按摩。

5. 拍拍肩膀喝喝茶，脖子不痛头不晕

症状：颈椎病引起的头晕、眼花

偏方：

①伸出左手拍右边的肩膀，再换右手拍左边的肩膀，各拍50下。

②取宣木瓜15克、五加皮10克、炙甘草5克，加开水冲泡15分钟后饮用，平时可代茶喝，每天喝一至两杯。

很多中医院现在都推出了提供传统疗法的科室。传统疗法，也就是传统中医的治疗方法，比如建立在经络学说基础上的针灸、推拿等。有些患者对传统疗法不是太清楚，以为它就是在我们腰酸腿痛、落枕、扭伤时给我们扎扎针、按摩一下，缓解一下症状而已。其实，这样的科室也和别的科室差不多，都要经过仔细的诊断和检查，然后才用相应的方法治疗，以期最大限度、最有效率地去解决患者的问题。

我以前在传统疗法科室待过一段时间，曾有一个颈椎病患者来看病。病人姓丁，60岁。老丁第一次过来看病，就跟我说，他脖子痛、头晕，问我按摩一小时收多少钱。我说，咱们先检查再治疗。老丁有些不明白，因为他听说这个科室就是给人按摩推拿的，不知道为什么也要先检查。我就告诉他，病人来看病必须先检查清楚，才能针对性地开展治疗。我让他先坐下，检查了颈椎，确定是第4、第5颈椎出现压痛，又看了他之前拍的片，有颈椎增生的情况，于是就先给他放松脖子，在这个过程中我和他聊起他的病情。

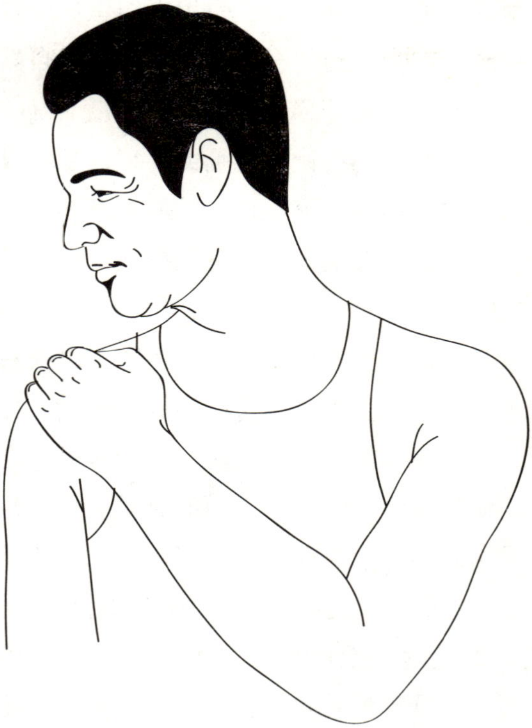

拍肩膀的动作可缓解颈椎病引起的头晕、眼花。

老丁说，他之前已经看了好几个科室，骨伤科、神经内科、中医科等，膏药、中西药都用了不少，但头晕和脖子痛的情况却没有缓解。他听说他的朋友在我这里治好了颈椎病，于是过来看看。

我给老丁解释，他的情况属于交感神经型颈椎病，是颈椎病的一种。随着年龄增长，人的颈椎会出现增生的情况。有些人的增生没有压迫到神经和血管，所以就没有症状。而他的颈椎增生已经压迫到神经和血管，因此就会出现头晕、脖子痛。我一边说着，一边在老丁没有注意到的情况下给他做了扳法复位。听到关节发出“咔”的一声，老丁吓了一跳，我先不解释，让他自己活动一下脖子，看看脖子痛的情况有没有缓解。他活动了一下，惊讶地告诉我脖子不痛了，又问我这是为什么。

于是我又解释给他听，这个扳法是用来纠正他的颈椎错位的，颈椎复位了，神经和血管受到的压迫就少了，疼痛自然就缓解了。老丁连连说，真没想到，看了那么多的科室都没治好的病在我们科室居然这么轻松就治好了。我让他先别太高兴，复位成功了不等于完全治好，因为他的颈椎增生依然存在，如果不注意，还是会压迫到神经和血管。颈椎病患者最好每天都坚持做一些颈椎保健动作，动作很简单，就是拍肩膀。

我示范给老丁看，伸出左手拍右边的肩膀，再换右手拍左边的肩膀，各拍50下。这个方法通过手臂和肩膀的运动，促进了颈部血液循环，从而起到预防和治疗脖子痛、头晕的作用。老丁说他之前脖子痛、头晕的症状在天气转变、下雨的时候会加重，我告诉他这是由于寒湿凝滞引起的，于是向他推荐了一个以药代茶的方子。取宣木瓜15克、五加皮10克、炙甘草5克，加开水冲泡15分钟后饮用，平时可代茶喝，每天喝一至两杯。宣木瓜和五加皮都是去湿、通络、化痰的药物，炙甘草温补化湿，常喝这个茶能预防天冷潮湿引起的关节疼痛、手脚麻木、颈部不适。

老丁对这次的治疗很满意，他说他有个亲戚也是颈椎病，回去后要教他这两个方法。我告诉他，颈椎病有好几种类型，像他所患的交感神经型颈椎病可以通过活动和服药来治疗，但像脊髓型、椎动脉型颈椎病就不适合了。因此最好让他亲戚先来医院检查清楚，再对症下药。

6. 返老还童丢沙包，丢掉恼人肩周炎

症状：肩周炎，肩痛，抬手困难，肩关节活动受限

偏方：

①平行丢沙包。自然站立的情况下，右手拿起沙包往左前方丢，然后换左手往右前方丢，也可以两手同时往对侧方向丢。丢的时候，手臂要逐渐往上举。

②背后丢沙包。右手拿起沙包，拿过左肩，往后丢，然后换左手，拿过右肩往后丢。如果刚开始觉得肩膀疼痛，可以先把沙包举过肩膀，然后使其顺势滚下，等关节打开后再逐渐举高手臂。

③背后接沙包。右手往后丢沙包，左手在背后接住沙包，在背后交还右手，左手丢沙包时则相应交换。

我认识的两个肩周炎病人，文阿姨和潘阿姨，两人都是60多岁，症状也很相似，都是肩膀逐渐疼痛加重，上举困难，肩膀肌肉有粘连、痉挛的情况。我给她们的治疗也一样，推拿、针灸、药物治疗以及功能锻炼，然而她们两人的恢复情况却有很大不同。

文阿姨在我们诊室做完推拿、针灸和理疗后，回去就按我教她的“手指爬墙”“毛巾操”等方法锻炼，两个星期后来复诊，情况已经明显改善，肩痛、手臂不能上举的情况好了很多。另一个病人潘阿姨，在治疗了一个多月后，肩痛还是时好时坏。我问她是不是没有按我说的方法坚持锻炼。她告诉我，她的确是没有坚持锻炼，因为觉得这些锻炼很闷，做不了几次就不做了。这样的想法，真是

要不得，推拿科有句话叫“三分靠治七分靠练”，像肩周炎、颈椎病、腰椎病等，都不是光靠在医院接受治疗就可以痊愈的，患者在平时一定要进行功能锻炼，这样才能巩固疗效，预防症状再次出现。像潘阿姨的情况，她患有肩周炎，有肌肉粘连、痉挛、关节受限的情况，通过推拿的手法松解粘连、放松肌肉、打开关节后，如果每天再坚持做功能锻炼，就能巩固疗效，促进血液循环，使肌肉和关节的耐受性和适应性增强。

我心里清楚，功能锻炼的动作都比较单一，患者因为觉得枯燥而坚持不了是可以理解的，于是我就想了些趣味锻炼方法。我听潘阿姨说她的孙女刚上了幼儿园，就说她可以每天陪孩子玩丢沙包，通过这种方法来治疗肩周炎。

听我说丢沙包，潘阿姨很惊奇，她不明白丢沙包和治疗肩周炎有什么关系。我对她说我们让病人做的手指爬墙、旋肩、拉毛巾这些动作，都是以活动肩部、打开肩关节为目的，丢沙包也是这个原理。

具体的操作方法有三个。第一个是平行丢沙包，自然站立的情况下，右手拿起沙包往左前方丢，然后换左手往右前方丢，也可以两手同时往对侧方向丢；丢的时候，手臂要逐渐往上举，这个动作可以在和孩子一起玩的时候练；第二个是背后丢沙包，右手拿起沙包，拿过左肩往后丢，然后换左手，拿过右肩往后丢，如果刚开始觉得肩膀疼痛，可以先把沙包举过肩膀，然后使其顺势滚下，等关节打开后再逐渐举高手臂；第三个方法和第二个差不多，但是右手往后丢沙包后，左手要在背后接住沙包，在背后交还右手，左手丢沙包时则相应交换。

潘阿姨对我说的这几个方法很感兴趣，她说自从得了肩周炎后都不能抱孩子了，和孙女的交流少了很多，丢沙包这个方法既能和孩子玩，又能治病，真是一举两得。我告诉她其实除了丢沙包，像打羽毛球、打乒乓球等运动都是能锻炼肩部的活动，对肩周炎的治疗和保健都有不错的效果。

7. 苏打片和车前草，巧妙办法治痛风

症状：痛风，手指、脚趾关节红肿、疼痛

偏方：

①口服苏打片，每次1～3片，每天3次，或遵医嘱。

②车前草20克，加3碗水，煎30分钟后饮用，每天饮用一次，连续饮用3～7天。

我的病人马先生刚退休，打算和老伴去国外旅游一趟，放松身心。因为旅游公司要他提供一份最近的体检报告，马先生就干脆在我们医院做了一次全面的身体检查。检查的结果显示马先生身体的各项指标都还可以，唯有尿酸超标了。我给他做了检查，发现他的脚趾和手指有比较明显的红肿，问他平时是否觉得疼痛，他说有轻微疼痛，但觉得不是什么大问题就没有理会。我告诉他，幸亏他来做了体检，他得的病是痛风，如果不及时治疗，手指和脚趾的红肿会越来越明显，也会越来越痛。

马先生表示听说过痛风这种病，但没想到会出现在自己身上。我告诉他，其实痛风病在50岁以上的人中是很常见的，特别是现在生活条件好了，我们能吃到的美食比以前多，如果高蛋白、高糖分、高脂肪的食物吃太多，就容易引起尿酸过多。另外，喝酒也是痛风的一大诱因。

说到这里，马先生不好意思地告诉我，他退休后经常和一些老朋友、老同学聚会，看来他的痛风是平时吃多喝多引发的。还好马先生的病发现得比较早，我建议他先把旅游放一边，专心治病。我

开了几种药给他，他去取完药又一次出现在我面前。原来，他看到我给他开的苏打片的包装上写着“主治胃酸过多”，而没有提到还可以治痛风，感到很疑惑，所以特地跑来问我。我告诉他，口服苏打片其实是帮助排出尿酸、治疗痛风的“小秘方”。

痛风和高尿酸可说是密不可分，血液中的尿酸绝大部分以钠盐的形式存在。尿酸在血液中的浓度维持一定量时对人体是无害的，但当超过一定的浓度，尿酸就会结晶沉淀在关节组织和肾脏等器官，引起关节损伤和肾脏损伤，引起痛风性关节炎、痛风石、尿酸盐肾病和尿酸性尿路结石等病症。因此当发现有高尿酸的情况时，我们首先要做的就是降低尿酸的浓度，促进尿酸盐的排放。苏打片可以通过碱化尿液、提高尿酸的溶解度来促进尿酸盐的排出。

服用苏打片来治疗痛风时，要配合多喝水，最好用车前草煮水喝，车前草具有清热、去湿、利尿的功效，能和苏打片相互配合，一个促进清理，一个促进排出，从而起到降低尿酸浓度的作用。

那么，苏打片和车前草是不是吃得越多越好呢？当然不是，苏打片吃太多，会导致人体消化不良，而另一方面，尿液的排出也不是越快越好，排尿太频繁，容易加快钙质流失，老年人本来就容易缺钙，如果痛风治好了，骨质疏松却来了，那就得不偿失了。因此用苏打片来治疗痛风，一定要严格按照医嘱的用量，同时注意休息、科学饮食，尽量少吃富含嘌呤的食物，如海鲜、动物内脏、香菇等，多吃低嘌呤食物，如谷类、蔬菜、水果、鸡蛋及牛奶等。

8. 肋骨肿痛莫惊慌，中药三味就治好

症状：肋软骨肿痛，肋软骨与胸骨交界处有肿块突起（排除肿瘤及其他心脑血管病）

老偏方：取麻黄10克、红花10克、肉桂5克、白酒50毫升，加三碗水煎30分钟，分两次服用，一天内服完，连续服用3～7天。使用注意：急慢性肠胃炎、心脏病、高血压、高脂血症、糖尿病、肾病、肝功能不全、中风、癫痫病患者慎服，应先咨询专业医师。

那天我刚来到办公室，门外就已经坐着几位等着看病的病人，其中一位病人是我以前见过的范大爷，他一见我来了，就急急忙忙地跟我说，今天他是第一个来挂号的，让我等一下一定要先帮他看。我连忙答应他，说马上就给他看。

等我把办公室收拾好，医院上班的铃声一响，范大爷就迫不及待地进来了。他这么焦急是为什么呢？范大爷跟我说，他胸口痛了好几天，还肿起来了，怀疑是肿瘤或心脏有问题。我检查了范大爷的情况，发现他左侧的第二肋骨与胸骨相连的部位的确有局部肿胀，触感比较硬，压痛明显。我再看了看范大爷的病历，原来他已经去心内科检查过了，心脏彩超未见异常，断层扫描显示未见骨质破坏和肋软骨肿胀，诊断为肋软骨炎。我也认同这个诊断，可是范大爷却不放心，他说他一呼吸，就觉得胸口痛，现在连吸口气都不敢用力了。他服了几天的药，感觉没什么效果，所以就又上我这里来看病了。

我告诉范大爷，他得的确实是肋软骨炎，和心脏病没什么关系，可能是炎症一时消除不了，所以服药的效果才不明显。我劝他继续按医嘱服药。另外，我又给他开了一些麻黄、红花和肉桂。我让他回去后再准备少许白酒，将三味中药和白酒加水同煎，每天服1剂，分两次来服，但不要和消炎的药物一起服用。

这个方子是治疗肋软骨炎的中医验方，方中麻黄具有辛温解表、散寒、消炎的作用，是治疗风寒表证的常用药；红花活血通络，消肿散瘀，能使血管扩张，促进血液循环；肉桂也属于温性的药物，具有散寒止痛、活血通经的功效，肉桂挥发油还有强力的杀菌消炎作用。范大爷的肋间软骨炎表现为局部肿胀、向前隆起，而且压痛明显，遇冷加重，得热痛减，属于寒邪凝聚导致的胸痹，治疗方法以解表、驱寒、活血化瘀为主。上述方子用麻黄、肉桂祛除寒邪，红花活血祛瘀，在煎药的同时加进白酒，是利用酒精使中药的药物成分更多地溶出，同时起到活血通络的效果。

中老年人如果出现胸痛，一般都会很紧张，因为这个地方靠近心脏、肺部，电视、广播里经常会出现“心脏病”“心绞痛”这些词，所以一旦出现胸痛，年纪大的朋友很容易就往那方面想，其实胸痛未必就是心脏病。我跟范大爷解释说，既然他彩超、心率、血压等都未见异常，那么就可以排除心脏病的可能，肋软骨炎如果护理得当，一般2～3个月内便会自行痊愈，现在用药是为了减轻疼痛，使生活更快地恢复正常。

范大爷回去后就按照我提供的方子来服药。一周后他来复诊，肿胀、胸痛的情况已经大大改善，为了巩固疗效，我让他再接着服了一周，症状就完全消除了。

9. 学学“不倒翁”，治好老寒腿

症状：腿脚冰冷、麻木，行走慢

偏方：采取仰卧姿势，弯曲膝盖，双手交叉放胸前，然后双手抱膝做前后来回滚动，刚开始可量力而行，连续做3～5个动作即可，适应后可增加至每次10个，每天做2～3次。

今年新年我去拜访一位长辈，差不多到他家时，我打了他的电话，告诉他我快到了，到他家门口时，我按了门铃等着，没想到等了好几分钟门也没开。正纳闷着，门终于开了。我一见到这位长辈就吓了一跳，他身上穿了四五件厚厚的衣服，腿上还裹着两个袜套，走起路来颤悠悠的，挪一步就要花上半分钟，难怪他这么迟才给我开门。

说起来，我这位长辈不过六十多岁，前几年我见他时，他的身体还挺好的，不知道为什么现在会这么虚弱。坐下后，我们俩就一边喝茶一边拉家常，没过一会儿，他就开始冒汗了，不停地拿毛巾擦额头。我建议他脱件衣服，但他却告诉我，这些衣服和护腿都是家里人让他穿上的，要是脱了后着了凉，老寒腿的毛病就会复发。原来，他这几年常常有腿脚冰冷、麻木、酸痛的症状，下雨天和天气冷时，往往走一步路都很困难。家里人为了让他在冬天不着凉，才用厚厚的毛裤、护腿、护膝把他给“武装”起来。可是，这样的保暖措施对老寒腿其实并没有益处。

我耐心地解释给这位长辈听，很多老人家都会在天冷时犯老寒腿的毛病，这其实是一种慢性骨关节炎。得了老寒腿，保暖固然重要，但过度保暖却会适得其反。例如，护膝和护腿一般都有一定的弹性，穿一件还可以，但穿上两三件就会把整条腿都箍得紧紧的，不利于血液循环。我问他穿了那么多衣服之后，是不是觉得腿脚还是不暖和，上身却热得冒汗。他说确实是这样，我告诉他这其实是护腿、护膝妨碍了身体的血液循环的结果。

在我的劝说之下，这位长辈总算同意脱下一些衣服和护腿，我又教了他一个对治疗老寒腿很管用的动作。这个动作叫“不倒翁伸筋法”，方法就是在仰卧的时候弯曲膝盖，双手交叉放胸前，然后双手抱膝做前后来回滚动，刚开始可量力而行，连续做3～5个动作即可，适应后可增加至每次10个，每天做2～3次。这个抱膝仰卧的运动，因为做的时候身体就像不倒翁一样，所以叫“不倒翁伸筋法”，锻炼的重点主要是腰部和腿部。这个动作做起来比一般的仰卧起坐省力。在运动的时候，腰部、髋关节、腿部的肌肉都会收缩，促进了腰、腿的血液循环，腰、腿的血液循环好了，膝盖和脚的血流自然也会变顺畅。

一般情况下，天气冷时很多人会习惯通过搓脚来取暖，但效果往往不好。因为脚处于四肢的末端，天气冷时，血液会优先供给躯干，供给手脚的血液自然就少了。所以，要让下肢的血液循环顺畅，不能光活动下肢，还要活动上身，上身足够暖和了，才会有多余的血液供给下肢。

老寒腿的病人还应当坚持泡脚，有一些泡脚方，例如花椒水、姜水，比用单纯的热水泡脚更有效，因为这些药物都具有扩张血管、促进血液循环的功效。有些老人家为了让脚在热水中泡的时间久一些会用温度比较高的水，这其实很容易烫伤皮肤，对身体有害。而加了花椒或生姜的热水在相同的温度下比普通的热水更能促进血液循环，所以也相当于延长了热水泡脚的时间，同时也能避免皮肤被烫伤。

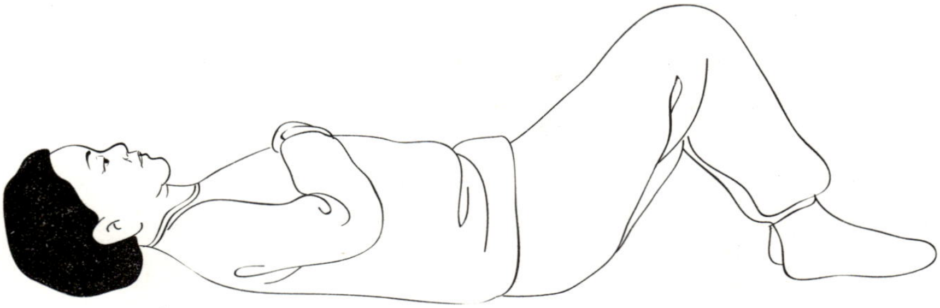

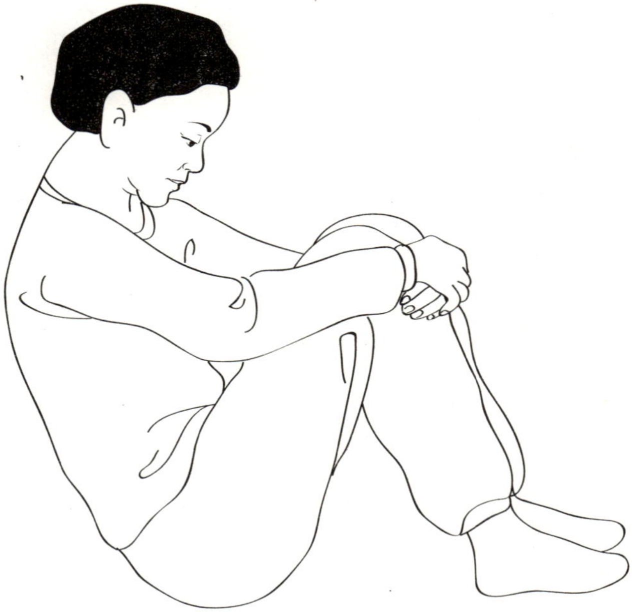

“不倒翁伸筋法”可缓解老寒腿症状。

第二章

更年期老偏方，健康迎接第二春

为家庭操劳的您，更应该花些时间关注自己的健康。

更年期是男性和女性都会经历的一个人生阶段，这个时期人体内部会发生很多变化，带来诸如失眠多梦、神疲乏力、腰酸背痛等外部表现。虽然更年期无法避免，但是我们可以通过一些巧妙的偏方来应对出现的状况，让自己安然度过这个阶段，重拾青春活力。

本章中，我将为大家介绍一些适合在更年期使用的偏方，让您轻松应对更年期腰酸背痛。

10. 更年期腰痛失眠，喝酸枣仁生地粥

症状：更年期腰痛（肾阴虚型）

很老很老的老偏方：取酸枣仁30克、生地黄30克、粳米100克、白糖适量。酸枣仁加水研末，取汁100毫升；生地黄加水煎取100毫升药汁，去渣。将酸枣仁汁、生地黄汁与洗净的粳米同煮成稀粥，加白糖少许，调匀服用，每天1次，连服5～7天即可。

两个月前，有个四十来岁的女患者打电话向我咨询，这位女患者姓孙，是一所中学的女教师，也是我老同学的亲戚，她说最近腰酸背痛的毛病特别严重，问我像她的情况采用推拿按摩治疗效果怎么样。由于电话里也说不清情况，我让她最好来门诊找我。后来她过来了，我给她的腰部做了检查，并没有发现有腰椎病变。经过仔细询问后得知，她除了腰酸背痛外，还有情绪不稳、五心烦热、面热汗出、口苦尿黄、多梦便干等症，就告诉她，她这是典型的更年期综合征，腰酸背痛只是更年期综合征的一种症状而已。

女性的更年期综合征是由于卵巢功能逐渐衰退、体内雌激素水平逐渐下降、植物神经功能紊乱而产生的一系列临床症候群，有的人表现为情绪变化异常，如烦躁、抑郁，有的表现为身体不适，如失眠、盗汗、头晕、腰酸等，每个人的情况都不太一样。有人说，既然更年期综合征是由雌激素低引起的，那么补充些雌激素就解决问题了。事实上，确实有人这么干过。早在1932年就有人开始尝试用雌激素预防更年期综合征，但近十年来，对于运用性激素治疗的安全问题也有了

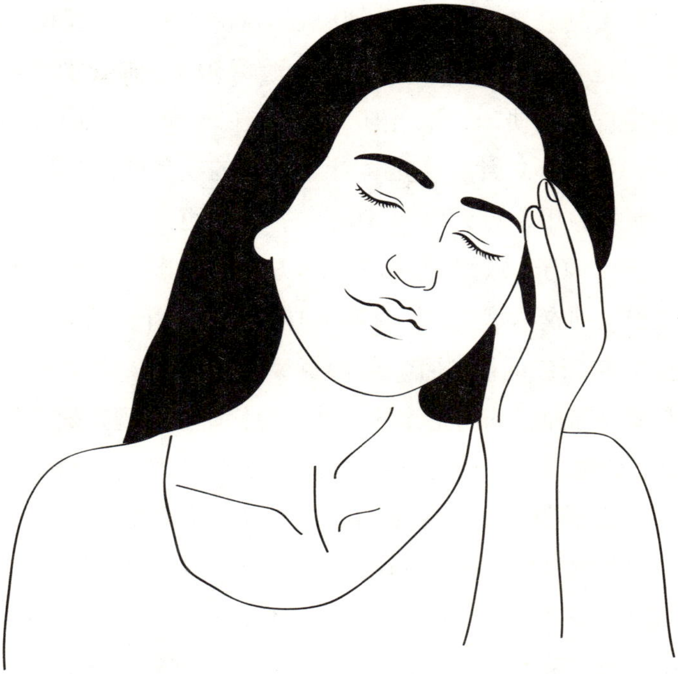

更年期心烦失眠，喝酸枣仁生地粥就解决。

很多的研究成果。2002年，美国妇女健康研究的报告显示，应用雌、孕激素联合治疗，会增加患乳腺癌和心血管疾病的风险。所以，用性激素治疗更年期综合征的做法绝对是弊大于利。

那更年期综合征该如何防治呢？我建议不妨采用中医食疗的办法。中医认为更年期问题的发生，以肾精亏虚、天癸衰竭、精血不足、冲任不通为根本原因，而水不涵木、肝郁木旺则是发病的常见诱因，痰湿或瘀血阻滞常使病情愈加严重。想要解决问题，我们得要辨证施治。

像这位孙老师的情况，经过中医的辨证分析，她的腰痛属于肾虚型。肾虚又分为肾阴虚和肾阳虚，肾阴虚是肾精不足引起的，常有烦热、盗汗的情况；而肾阳虚则相反，会怕冷、手足不温。很明显孙老师属于肾阴虚，肾属水，肝属木，肾阴虚就如同是水干了，那么木也会干枯衰败，出现肝火旺盛的情况。所以，我推荐她回去喝酸枣仁生地粥。取酸枣仁30克、生地黄30克、粳米100克、白糖适量。酸枣仁加水研末，取汁100毫升；生地黄加水煎取100毫升药汁，去渣。将酸枣仁汁、生地黄汁与洗净的粳米同煮成稀粥，加白糖少许，调匀服用，每天1次，连服5～7天即可。

这个方子源于《太平圣惠方》，方中的酸枣仁又名山枣、酸枣核，始载于《神农本草经》，具有宁心安神、补肝、敛汗的功效，用于治疗更年期综合征很适宜。生地黄又名干地黄，性味甘、苦，性寒，具有清热凉血、养阴生津的功效。现代研究发现，酸枣仁具有镇静、催眠、镇痛、抗惊厥的功效，有一定的降压作用，对子宫也有兴奋作用，可用于阴血不足导致的心悸怔忡、失眠健忘、体虚多汗等症。而生地黄则有调节激素代谢、降血糖、抗衰老及镇静、利尿等作用。这两样材料搭配在一起，可补阴清热、生津止渴、养心补肾。只要肾阴虚的问题解决了，腰酸背痛的症状自然就会好转了。

孙老师听了我的话，决定回去服用试试。一个星期后，她过来复诊，情况果然有所好转，虽然还有些轻微的酸痛，但正常上班没问题。她怕症状复发，问我还需不需要再服下去，我让她停服几天，再服用一个疗程就可以了。

补肾其实很简单，在日常生活中多吃补肾的食物，就能在不知不觉中把肾补好。比如黑木耳、黑芝麻、栗子、山药、牡蛎等都有补肾的功效。多吃含钙高的食物，对缓解更年期的腰酸腿痛也是很有效的。孙老师按我说的调养了一段时间，腰酸背痛的情况就好多了，更年期综合征的其他症状也逐渐消失。

11. 喝虾米粥韭菜汁，治好肾虚腰冷痛

症状：肾阳虚腰部冷痛，畏寒怕冷

老偏方：

①取大虾米10只、小米100克，盐、味精、麻油、葱末适量。将虾米切成小丁，小米淘净，共煮粥，加调料即成。每天1次，连服7天。

②取韭菜适量（45克左右），洗净后用开水焯一下，去辣味。再用干净纱布将韭菜包好，榨取汁液，临服时加点白糖。每天2次，每次5～10毫升，连服3～5天。

更年期女性的神经调节容易出现紊乱，很多更年期妇女会出现心悸、血压波动、头发脱落、眩晕、失眠、不规则的子宫出血、盗汗等诸多症状。

曾经有个45岁的妇女，在家人的陪同下来找我治疗，这个妇女一向身体不好，但总查不出原因。后来她开始信佛，常年吃斋，不过身体也没有因此好转，近年来还出现了腰酸痛的毛病。她一开始还不愿意治疗，认为只要吃斋念经，诚心诚意拜佛，就会消除业障，病就不药而愈了。后来，家人实在看不过去，就硬拉她过来看病。

我听了她的讲述，笑着跟她说，生了病一定要积极治疗，精神信仰虽可让心情平静，但并不能治疗疾病。像她这样只吃素、不吃肉，久了会导致肾虚。这不是危言耸听，我接诊过不少素食主义者，他们有的是为了减肥，也有的是因为宗教信仰，但这些人的共同点是身体都很虚弱，有贫血、头晕、乏力等症状，有的女性年纪

轻轻就卵巢早衰，提早闭经了。

我看病人脸色苍白，经过询问，了解到她除了腰酸背痛外，食欲也不好，还有畏寒肢冷、便溏、经量少、经血色淡的情况，这明显是肾阳虚引起的。她需要补充优质的动物蛋白，不能只靠豆腐青菜来提供营养。我建议她回去试试两个偏方。

①取大虾米10个、小米100克，盐、味精、麻油、葱末适量。将虾米切成小丁，小米淘净，共煮粥，加调料即成。每天1次，连服7天。

②取韭菜适量（45克左右），洗净后用开水焯一下，去辣味。再用干净纱布将韭菜包好，榨取汁液，临服时加点白糖。每天2次，每次5～10毫升，连服3～5天。

虾米有较高的营养价值，蛋白质含量是鱼、蛋、奶的几倍至几十倍，还含有丰富的钾、碘、镁、磷等矿物质及维生素A、氨茶碱等成分，且其肉质松软，易消化，可补肾壮阳。

韭菜是男性常用来壮阳的食物，其味辛、性温，入脾、胃、肾经，有补肾壮阳、健脾暖胃、温经散寒、行气活血的功效，对改善更年期形寒肢冷、面色白、精神萎靡、腰酸膝冷、夜尿频多等症也有很好的效果。韭菜营养价值很高，除含蛋白质、脂肪、碳水化合物三大产能营养素外，还含有多种维生素及挥发油等，具有杀菌消炎的作用，还可促进胃肠蠕动，辅助治疗便秘，是女性排毒养颜的佳品。此外，韭菜还可降血脂，有预防高血压、冠心病的作用。

当然，也可以用韭菜炒大虾，口感和疗效都不错。取韭菜250克，鲜虾仁100克。用油锅先将韭菜炒好，然后将鲜虾仁100克放入，再炒片刻，加少许胡椒粉即成。

不过要注意，虾米性温，正上火的人，以及过敏体质、有皮肤病的人不宜食用。韭菜虽可补肾，也不宜长期吃，特别是上火时要停止食用。

肾阳虚的人要注意多补充优质蛋白质、维生素和锌、钙、铁等元素。像这位长期吃素的患者，我建议她适量吃点鸡肉、羊肉、牛肉。如果坚持素食，那就多吃点坚果，如花生、核桃、开心果等。其实，我并不推荐完全素食，这样对身体的健康是没有好处的，素食者最起码也要吃点鸡蛋补充蛋白质。在家人的好言相劝下，这名患者答应回去适量吃点虾米和鸡蛋，同时吃些补肾的蔬菜瓜果。就这样调养了一段时间后，她肾虚的情况好转了，腰酸背痛的症状也随之消失。

12. 腰痛腹胀胃口差，柚子茶助你消食补钙

症状：缺钙腰痛，伴随食欲不振、腹胀

老偏方：取柚子半个（约500克）、冰糖300克、水适量。柚子皮冲洗干净后削成约1毫米粗的丝，并剥下柚子肉，将柚皮丝与柚子肉一同放入锅内，加入冰糖，加适量水没过柚子皮，大火煮沸后转小火继续煮半小时，水将干时，不停搅动，防止粘锅，煮至黏稠为止。煮好的柚子茶放凉后，加进蜂蜜搅匀，再装入密封瓶内冷藏存放（不要超过10天）。喝时用温水冲调，胃口不佳、消化不良时喝一小杯，坚持两个月可见效。

前阵子，一个老朋友问我补钙吃什么钙片好，她说自己到了更年期，腰特别容易酸，腿也特别容易痛，想吃些钙片来补钙。老实说，她这个年纪补钙有点晚了，女性到了更年期对钙的吸收能力会降低，直接补钙是很难有效果的。而且长期服用钙片，还可能有食欲减退、便秘等副作用。

其实，最好的补钙方式是食物补钙，因为很多食物都或多或少含有钙，在钙片没出现的年代，人们也不见得缺钙，就是因为普通食物所提供的钙是很充足的。有的人会缺钙，很大程度上是因为他们的肠胃吸收功能不佳。所以，很多人并不缺乏食物，但仍然可能缺钙、缺铁。

经过进一步的交流，我得知老朋友经常出现上火、食欲不佳，还有腹胀、大便干结的症状，于是我建议她喝些蜂蜜柚子茶，做法

很简单。取柚子半个（约500克）、冰糖300克、水适量。柚子皮冲洗干净后削成约1毫米粗的丝，剥下柚子肉，将柚皮丝和柚子肉一同放入锅内，加入冰糖，加适量水没过柚子皮，大火煮沸后转小火继续煮半小时，水将干时，不停搅动，防止粘锅，煮至黏稠为止。煮好的柚子茶放凉后，加进蜂蜜搅匀，再装入密封瓶内冷藏存放（不要超过10天）。喝时用温水冲调，胃口不佳、消化不良时喝一小杯，坚持两个月可见效。

老朋友以前没有喝过柚子茶，听了后有点疑惑，柚子皮吃起来有点苦，这个茶会不会很难喝呢？我笑着告诉她，别担心，柚子皮加冰糖熬煮后苦味会变淡，味道很清香。不过要注意，选购柚子时要选外皮比较黄的，不要颜色发青的。

市场上买来的柚子表面通常会封一层蜡，洗时要用盐揉搓，彻底清洗干净。柚子皮要削得尽量薄一些，白色的瓤要去掉。还有，蜂蜜不要一起煮，因为蜂蜜遇到高温，营养会被破坏，所以要将煮好的柚子茶放凉后加入蜂蜜存放。老朋友按我说的回去喝了两个月，效果还真不错，不但胃口变好，大便也正常了，腰酸背痛的情况也大有改善。

《本草纲目》中记载，柚子味甘、酸，性寒，具有润肺清肠、健脾清热、理气化痰等功效，能治食少、口淡、消化不良等症。柚子本身营养丰富，含有维生素C、维生素B_2、叶酸及钙、铁、钾等矿物质。它的维生素C的含量是柠檬和橙子的3倍，钙含量是苹果、梨、香蕉等水果的10倍。

有研究发现，柚子的苦味成分能保持血液的健康，具有促进血液循环、缓解关节等部位疼痛的作用。柚子浑身是宝，柚子的果肉和果皮都具有药效，就连柚子的种子对神经痛、腰痛、膝盖痛等症状都具有较好的疗效。

柚子搭配蜂蜜制成的蜂蜜柚子茶不但口感佳，还有助于缓解疲劳，具有提高免疫力、增强体质的功效。

不过，并不是所有的人都可以多吃柚子，脾虚泄泻的人吃了就可能会腹泻。因此，脾胃虚寒、胃酸过多的人要少吃。对于这一人群，补钙可选用性质不寒凉的食物，比如核桃、花生、虾皮、芝麻等，也能获得良好的效果。

13. 痰湿关节酸痛，喝参芪薏豆粥

症状：痰湿型腰酸背痛，困倦乏力，关节酸痛，大便不成形

偏方：取黄芪15克、党参15克、薏苡仁30克、白扁豆15克、红枣2个、大米100克。先将薏苡仁、白扁豆炒至微黄，红枣去核，用清水洗净黄芪、党参并放入砂锅内，加水煎汁。药汁熬好后，去除药渣，将炒薏苡仁、炒白扁豆、红枣肉、大米一同放进药汁中煮沸，后用文火煮成粥，每天一次，连服5～7天。

每年三四月份，广州的天气异常湿冷，很多人都会犯困，感觉身体沉重。有一次，我因为前一晚在病房值班的缘故，第二天早上起晚了，赶到诊室的时候差点迟到。就在我做着查房前的准备工作时，检验科的小钟搀着一位大妈走了进来，笑着说这是她母亲，专程找我看病来了。

小钟说母亲五十岁出头，平时很操劳，最近常抱怨困倦乏力、腰酸背痛，走起路来感觉双腿很沉重，一整天都昏昏沉沉想睡觉。去年，小钟带母亲在老家附近的医院检查过，没查出什么大毛病，没有腰椎、关节病变，就是血压、血脂有点偏高。后来吃了药，血压、血脂降下来了，但她母亲还是觉得不舒服，一副昏昏欲睡、头晕乏力的样子，这让小钟很是着急。

女性更年期腰酸背痛的原因有很多，有时候我们从体型就可判断出个大概。我看病人上半身肥胖，肚子又大又圆，脸上有一层

油，说话有气无力；再听说她平时大便稀软、不成形，手脚冰冷，就大概知道她是怎么回事了。我又发现病人舌淡、胖大，舌苔白、厚腻，脉沉滑，便进一步断定她体内痰湿很重。从中医的角度来说，像这样体型肥胖的人，体质多属痰湿内蕴型，是患糖尿病、高血压、高脂血症的高危人群。

痰湿体质中的“痰”并非只指一般概念中的痰，而是指人体津液的异常停留。痰湿多是因为脾虚、气虚，脾不健运，使得湿聚成痰。如果平时暴饮暴食，爱吃生冷、油腻食物或者居处潮湿也容易形成这种体质。

小钟问我有什么好方法可以帮她母亲改善这种体质，我告诉她，这关键要靠控制饮食，合理三餐，做到七分饱，营养既不能缺乏，也不能过剩。有的人通过服药已经获得了健康，但不久后饮食习惯又回到了以前，比如贪酒、暴饮暴食，这一样会积聚痰湿。因此，治疗痰湿的关键是要管住嘴、多运动，再配合中药治疗，这样效果才会明显。

健脾祛湿的中药方很多，比如二陈汤。二陈汤源于宋代《太平惠民和剂局方》，由半夏、陈皮、茯苓、甘草组成，能燥湿化痰、理气和中，比较适合痰湿体质。著名的六君子汤也可益气健脾、燥湿化痰，其主要成分是人参、白术、茯苓、炙甘草、陈皮、半夏这六味中药，主治脾胃气虚兼痰湿证，对食少便溏、胸脘痞闷、呕逆等有很好的效果。

不过小钟的母亲怕中药难喝，于是我叫小钟回去给母亲熬些参芪薏豆粥喝，做法是：取黄芪15克、党参15克、薏苡仁30克、白扁豆15克、红枣2个、大米100克，先将薏苡仁、白扁豆炒至微黄，红枣去核，用清水洗净黄芪、党参并放入砂锅内，加水煎汁。药汁熬好后，去除药渣，将炒薏苡仁、炒白扁豆、红枣肉、大米一同放进药汁中煮沸，后用文火煮成粥，每天一次，连服5～7天。

这款粥很养胃，可补中益气、健脾祛湿，缓解湿盛带来的身体不适。方子中的黄芪补脾利水，能增强机体免疫功能，且有保肝、利尿、降压和较广泛的抗菌作用；党参健脾益气，含多种糖类、酚类、挥发油等，具有扩张血管、降压、改善微循环、增强造血功能等作用，也可增强免疫力；薏苡仁能够利尿祛湿；白扁豆性温和而色微黄，是一味健脾化湿的良药；红枣味甘，性温，有补中益气、养血安神的功效。以上药材和食材搭配在一起不仅能治痰湿关节痛，而且味道也不错。

我还提醒她，服用这个粥几天后，如胃口好转，可多补充富含钙质和胶原蛋白的食物，给骨骼增强营养，缓解腰酸背痛。我建议她母亲喝点五指毛桃凤爪汤。取五指毛桃50克、凤爪两对、猪脊骨200克、生姜2片，各物分别洗净，凤爪去甲、敲裂，猪脊骨敲裂，将以上所有材料一起放进瓦煲内，加入清水5碗，武火煲沸后，改为文火煲约2小时，加入适量食盐调味即可。此汤可供2～3人用，可健脾祛湿、强筋健骨。

小钟的母亲回去后先是吃了几天参芪薏豆粥，感觉胃口好转，大便也逐渐成形了，腰酸背痛也没以前严重了。此后，她每周喝两三次参芪薏豆粥，熬两三次五指毛桃凤爪汤。两个月后，她恢复了精神，感觉浑身轻松多了。

注意，上述方子适合手脚冰凉的痰湿体质，如果是湿热体质，有大便干燥、口干的情况，治疗应以清热化湿为主，可吃点冬瓜鲫鱼汤、赤小豆鲤鱼汤等。

14. 三黑核桃粥补血，扫除更年期腰痛

症状：更年期腰膝酸软，头昏目眩，气血不足

老偏方：取黑米50克、黑大豆20克、黑芝麻15克、核桃仁15克，一同熬粥，加红糖调味食用。每天1次，连服1周；或每周3～5次，坚持1个月。

我们医院的护工张阿姨今年有段时间觉得腰膝酸软，有时候蹲下的时间稍久，站起来就有严重的眩晕感。她来找我看病的原因主要是想知道自己的腰椎有没有问题。我给她检查了一下，发现问题不大，就让实习医生给她做了几次推拿。张阿姨说做完推拿觉得腰没那么酸痛了。但过了一段时间，她又出现了相同的症状。

这次我问得详细了些，知道她经常有眩晕感，我又发现她脸色发白，就判断她的病是由气血不足引起的。再加上她即将绝经，我就更确定她的症状是更年期的正常生理现象，不是什么大病，于是就建议她回去吃些三黑核桃粥。这个粥自己做起来方便，成本也不会太高，很合她的心意。张阿姨回去喝了一段时间后感觉浑身轻松多了，仿佛又恢复了青春活力。

我推荐给张阿姨的三黑核桃粥，有四种材料，做法是这样的：取黑米50克、黑大豆20克、黑芝麻15克、核桃仁15克，一同熬粥，加红糖调味食用。这个粥可以每天喝1次，连服1周；也可以每周服用3～5次，坚持1个月。

女性在更年期可能出现各种症状，有的人会情绪暴躁，有的人情绪抑郁，还有的人情绪低落，说话有气无力，身体也会出现各种

不舒服，如腰膝酸软、耳鸣、头晕目眩等。

用西医的说法，这些症状是由体内雌激素合成和分泌不足所造成的。用中医的解释，这是由肝气郁结、肾虚、痰湿等原因造成的。而张阿姨脸色、口唇、指甲苍白，并时常头晕、腰膝酸软，她的情况属于气血不足兼肾虚，所以非常适合喝三黑核桃粥来调养。

黑米又称补血糯米、贡米、黑珍珠，黑米是补肾水的，具有滋阴补肾、益气强身、健脾开胃、补肝明目、养精固涩之功效，常吃能补心血、润肤美容，令人面色红润。现代研究也发现，黑米的营养价值高于普通稻米，含有蛋白质、脂肪、B族维生素、钙、磷、铁、锌等营养物质，能明显提高血红蛋白的含量，且具有清除自由基、抗应激反应以及调节免疫等多种功能，可用来治疗头晕目眩、腰膝酸软、缺铁性贫血等。

黑豆味甘，性平，入肾经，具有补肾、补血、明目的功效，经常食用黑豆，对肾虚体弱、腰痛膝软、身面水肿、风湿痹病、关节不利等症有良好的防治作用。从营养学角度来说，黑豆具有平衡体内雌激素水平的作用，当体内雌激素太低时，黑豆等豆类会使它增加，很适合更年期妇女食用。

黑芝麻含有维生素A、维生素E、钙、铁等营养成分，中医认为其具有“补肝肾、润五脏、益气力、长肌肉、填脑髓”的作用，可用于治疗肝肾精血不足所致的眩晕、须发早白、腰膝酸软等症。

核桃仁也有较高的药用价值，含有人体必需的钙、磷、铁等，可补肾固精、补气养血、润燥化痰、温肺润肠，对腰膝冷痛也有很好的疗效。

除了喝三黑核桃粥，还可以试试另一个食疗方。取红豆30克，黑豆30克，黄豆20克，莲子15粒，红枣10枚，核桃仁5个。先将红豆、黑豆、黄豆共同煮沸15分钟，然后再加入莲子、核桃仁，再次煮沸，10分钟后加入红枣煮开，调味后食用。经常服用这款粥可以达到强肾健脾的目的，防治更年期出现的腰酸背痛。

15．每天快走30分钟，预防更年期骨质疏松

症状：更年期骨质疏松

偏方：每天快步走，每分钟步行100～120步，每次走30～60分钟。实在没有时间去锻炼的，也可利用上下班时间或空闲时间，每次走10分钟，每天加起来至少走30分钟，每周至少坚持走5～6次。

一般来说，女性到了更年期，随着雌激素水平的降低，钙质很容易流失，于是就容易出现骨质疏松。很多女性因此出现了腰酸背痛、抽筋、关节痛等情况，严重的甚至因为骨骼变弱、变脆而发生骨折。

我的一个朋友还没到更年期就已经未雨绸缪，一直服用钙片来预防骨质疏松。但是效果并不佳，还没到更年期的她经常出现腰酸背痛的情况。后来她来找我看病，我发现她的腰椎没有什么问题，骨密度检查结果也在正常范围内。

她问我，服用钙片到底能不能预防骨质疏松，平时吃了之后经常觉得胃口差，大便也不通畅，腰酸背痛却没见有好转。我告诉她，单纯服用钙片对骨质疏松有一定预防效果，但有些人服用钙剂会出现不良反应，对于这些人来说，食补是一种更安全可靠的补钙方式，平时可多吃豆类、坚果类、蔬菜水果、奶制品、肉类等。另外，还要多晒太阳，因为人体的皮肤经阳光中紫外线的照射后，会自动产生维生素D，这种物质可以促进钙的吸收。

经过进一步的询问，我了解到这位朋友上班时整天都是坐着

的，上下班都是搭车，下班后也没怎么运动，我认为她的腰酸背痛跟缺乏运动关系很大。因为运动可以使骨骼处于负重状态，可以使钙有效地进入骨组织，从而预防骨质疏松的发生。而缺乏运动不只会引起腰酸背痛，也会使妇女在绝经后发生骨质疏松的几率增加。

所以，我建议朋友多做些运动，以此预防骨质疏松。朋友说自己懒得动，而且什么运动都不会。我告诉她，运动可以很简单，走路就是最好的运动，不是那种慢悠悠的散步，是快步走，一小时走5～6千米，每分钟步行100～120步，每天走30～60分钟就可以了。实在没有时间去锻炼的，也可利用上下班时间或空闲时间，每次走10分钟，每天加起来至少走30分钟。快步走是一种很好的运动方式，通过加强行走锻炼，可以增加骨密度，促进骨细胞的形成，延缓骨骼的衰老。

我提醒朋友，健身走的步速要控制好，要以运动时感到气喘，但还能说话为宜。如果腿脚不灵活，身体状态不好，也可以走慢一点，慢慢地增加速度。走起路来的感觉应当是轻松的，如果感觉到辛苦，就不要强迫自己走，这说明身体处于疲劳状态，应该休息或慢步走。

除了快步走以外，周末有空时还可去公园试试倒步走。这一运动对整天坐在办公室的人尤其适合，对腰痛有很明显的缓解作用。倒步走时，腰身挺直或略后仰，脊椎和腰背肌肉将承受比平时更大的力。跟那种向前行走的方式相比，这样走可更明显地改善腰部血液循环，使脊椎和背肌受到更充分的锻炼，能起到预防驼背、治疗腰痛的作用。

朋友听了我的话后，决定每天利用上下班的时间快步走，周末也拉老公一起去走路锻炼。现在，她的腰酸背痛已经一去不返，整个人看起来都充满了活力。

16. 男性更年期腰酸乏力，冬虫夏草疗效好

症状：男性更年期腰酸乏力，畏寒怕冷，全身疲倦

老偏方：用冬虫夏草9～12克、虾仁15～30克、生姜少许，水煎到水沸30分钟后取汤温服。每周一次，服用一个月后见效。

我们平时常说，生命在于运动，运动不是年轻人的专利，相反，上了年纪的人更要注意多锻炼身体。我平常喜欢早起，在小区里慢跑、做做早操，这时会看到小区里有不少人晨练，大多数都是老年人，大家的养生保健意识还是很强的。

有个周末的大清早，我在小区楼下见到了许久不露面的老杨。老杨在国企单位上班，差不多到退休年龄了，平常也会出来和大家一起锻炼身体，但有一阵子没出现了，我还以为他出去旅游了呢。奇怪的是，老杨那天没跑步，只是站在一边小心翼翼地捶着背、扭着腰，动作很缓慢。

我看老杨脸色很难看，有点无精打采，像是生病了，就问他怎么了。老杨苦笑着说，最近自己真是状况百出，腰酸背痛，浑身不舒服，总觉得有气无力的。他还说这段时间晚上经常睡不好，失眠多梦，早上总是睡不醒，白天上班还常常打瞌睡。我问他有没有看医生，他说看了医生，没查出什么大问题，医生只叫他注意休息、多运动。今天他也是勉强下楼来运动一下，其实又困又累，根本不想动。他总觉得自己得了大病，意志消沉，干什么都没劲。

我当即给老杨把脉，再仔细地询问了他的症状，猜想他是到更

年期了，患上了男性更年期综合征。更年期综合征可不是女性的专利，男性到了四五十岁，雄激素的分泌机能会逐渐衰退，特别是睾固酮的分泌会减少，就会出现老杨所说的失眠多梦、腰酸背痛等状况。在医学上，这一疾病在过去被称为“中老年男子部分雄激素缺乏综合征”，现学术界将其称为“男性迟发性性腺功能减退症”。

男性更年期的症状有很多。在心理方面，情绪容易起伏不定，易怒，出现焦虑或忧郁，不易沟通；在生理方面，容易全身疲倦、体力变差、肌肉无力，毛发会逐渐脱落，皮肤干燥，还会出现潮红、盗汗、心跳加速、骨质疏松、腰酸骨痛等毛病；性功能方面，容易出现睾丸萎缩、性欲减退，有勃起障碍以及射精困难等症状。许多男性到了更年期都会出现些小症状，一般不需要特别治疗，只有在症状严重的情况下才需要通过激素治疗。

男性更年期综合征其实和女性更年期综合征一样，中医都将其归到肾虚的范畴。我见老杨腰酸背痛、手脚冰冷，就建议老杨多吃点补肾阳的食物，比如冬虫夏草。冬虫夏草是种传统的滋补药材，因有阴阳双补的功效，十分名贵，和野山参、鹿茸并列为三大滋补品。中医认为，冬虫夏草既补肾阳又补肺阴，《本草从新》记载其“补肺肾，甘平保肺，益肾止血”，可用于病后体质虚弱所致的疲倦乏力、自汗畏寒、久咳虚喘、阳痿遗精、腰膝酸痛等症。现代医学研究证实，冬虫夏草含脂肪、精蛋白、精纤维、虫草酸、冬虫草素和维生素B_{12}等营养物质，可增加心肌营养，具有抗癌、滋补、调节免疫、抗菌、镇静催眠等功效。

我建议老杨试试冬虫虾仁汤。用冬虫夏草9～12克、虾仁15～30克、生姜少许，水煎到水沸30分钟后取汤温服。每周一次，服用一个月后见效。我还提醒他，男性更年期除了容易出现腰酸背痛的情况，有的还会出现关节疼痛，甚至发生骨折，这其中的一个重要原因就是因为骨质流失。所以，为防治骨质疏松，应适量吃些富含钙质的牛奶、虾、坚果等食物。如果出现五心烦热、失眠多梦，饮食应以清淡为主并注意营养均衡，不宜多吃辛辣、甘肥、难以消化的食物，以避免湿热内生加重病情，可多吃淡水鱼（如鲶鱼、泥鳅）、豆浆等高蛋白食物。如果出现畏寒怕冷、手脚冰凉，可适量吃些韭菜、虾肉、牛羊肉、核桃等，药膳方面则可选择肉苁蓉炖羊肉、杜仲炒腰子。

另外，除了饮食调理外，还应进行适量的运动，戒烟、禁酒，减少心理压力，这样才能安然度过更年期。

最后还需说明的是，冬虫夏草虽营养丰富，但并非能治百病，也不是在任何季节、任何人都可以通过服冬虫夏草来进补。冬虫夏草性温，一年中最好的进补时节是秋冬两季，这个时候进补可平衡阴阳、调和气血。冬虫夏草不是什么人都可以吃，它比较适合体质虚寒的人，患感冒或有湿热、痰热、容易上火的人如果滥用冬虫夏草会使病情加重。另外，患有类风湿性关节炎、系统性红斑狼疮的人也应慎用冬虫夏草。部分糖尿病、高血压患者，最好也不要滥用，服用前应咨询医生的意见。

17．更年期烦热腰痛，吃黄精山药炖鸡肉

症状：更年期引起的五心烦热、腰膝酸痛、多梦少寐、口干心悸、潮热等症

很老很老的老偏方：黄精30克，山药60克，鸡肉500克，切块同放入碗中，加水适量，隔水炖熟，调味后分2次食用，隔天1剂，坚持服用1～2周。

男性在步入中老年阶段之后，睾丸功能将逐渐减退，出现内分泌功能紊乱，通常，我们把这一阶段称为男性更年期。一般男性更年期要比女性晚10年左右，大概在55～65岁之间发生。

不少男性在出现了更年期的症状，比如腰膝酸痛、性功能下降、记忆力减退、头目眩晕、耳鸣时，首先想到的是选用壮阳的滋补品来补肾，这其实是一种误区。比如，我曾介绍一位患者服用冬虫夏草治疗男性更年期综合征。由于这位患者服用后效果良好，就介绍他的一位朋友李先生也来服用，可是，李先生服用下来却觉得效果并不那么理想。这是为什么呢？因为男性更年期和女性更年期一样，分为各种类型，用药也不同。中医认为，男性更年期综合征属于眩晕、心悸、失眠、虚劳等症范畴，在治疗上中医常将本病分成肝肾阳亏、肝肾阴虚、心肾不交、肝阳上亢等许多种证型，需进行辨证施治。

李先生由于服用冬虫夏草的效果不佳，就亲自来我的门诊看病。经过交谈我了解到，李先生是某事业单位的主任，随着年龄的增大，他常常忧心失眠，精力衰退得很厉害。在这期间，他也做了

很多检查，但并没有查出什么问题。于是他把所有的问题都归结为自己年纪大了，还有了提早退休的打算。

我问李先生平时有没有畏寒怕冷、手脚冰凉的情况。他说刚好相反，近来常觉得五心烦热，头部脸颊阵发性烘热，晚上睡觉常有汗出，睡眠质量很差，多梦少寐，白天也感到头晕目眩、腰膝酸痛、口干心悸。我给他检查了一下，发现他血压偏高，舌红少苔，脉细数，心里差不多就有谱了。他的情况从中医的角度来说，属于肾阴虚，于是我给他开了六味地黄丸，并嘱咐他回去吃些黄精山药炖鸡肉。

黄精山药炖鸡肉的具体做法是这样的：取黄精30克，山药60克，鸡肉500克，切块后一同放入碗中，加水适量，隔水炖熟，调味后分2次食用，隔天1剂。

黄精又名老虎姜、鸡头参，其味甘，性平，有补气养阴、健脾、润肺、益肾的作用，常用于治疗肾亏腰膝酸软、体倦乏力、口干食少、精血不足、内热消渴等症。《本草纲目》说它能“壮筋骨，益精髓，变白发”，现代医学研究证实，黄精多糖具有免疫激活作用，黄精煎剂具有降压、降糖、降血脂的功效，还可抗疲劳、抗氧化、延缓衰老。黄精搭配山药和鸡肉，补肾阴功效显著，可改善男性更年期腰酸乏力的情况。

李先生按我的方子服用一段时间后，情况大有改善。现在他感觉精力逐渐恢复，不再像以前那样疲乏不堪、焦虑不安，也打消了提早退休的念头。

男性在更年期阶段如果有失眠、抑郁、烦躁易怒、焦虑不安的情况，在服用六味地黄丸的同时，也可加服甘麦大枣汤。取炙甘草10克，浮小麦30克，大枣10枚，加四碗水煎至两碗水左右即可服用。

甘麦大枣汤出自《金匮要略·妇人杂病脉证并治第二十二》中，该方用于“妇人脏躁，喜悲伤欲哭，象如神灵所作，数欠伸”，这里讲的“脏躁”，就包括现代所说的“更年期综合征”。

男性到了更年期，如果情绪低落、抑郁或焦虑不安、失眠，也可用这个方子，它的主要功效是安神养心、健脾缓中。方中的浮小麦可养心气、和肝气，甘草可补养心脾，红枣能镇静安神，对脑力劳动者精神紧张、更年期心情焦虑烦躁等疗效极佳。总之，全方有调和心、肝、脾三脏之效，具有延长睡眠时间、改善心烦气躁和镇静安神的效果。

第三章

孕产期老偏方，快快乐乐做妈妈

腰不酸，背不痛，孕产期就能轻松愉快地度过。

在女性怀孕期间，随着胎儿的成长，孕妇背部的肌肉不得不承受更多的重量来保持身体的平衡，这就引起了腰酸和背痛。大约有一半的孕妇都在抱怨背痛。幸运的是，有很多的方法可以帮助应对这个难题，让您在孕产期远离腰酸背痛的折磨，充分享受做妈妈的喜悦。

在本章里，我把一些常用的治疗孕产期腰酸背痛的老偏方和您做一个分享，您可以试一试。

18．怀孕腰酸背痛，轻柔按摩脊柱两侧

症状：孕期腰酸背痛

老偏方：孕妇采取坐姿，将身子伏在桌子上（用靠垫把头和胸部保护好），尽量避免挤压到胎儿。家人把手掌掌根放在孕妇后背脊柱两侧肌肉处，做轻快、柔和的回旋运动，注意手要按住肌肉施加一定压力，不要在皮肤上摩擦。在一固定点按揉数十秒后将手向下移一手掌宽，再重复此操作，直至按揉到臀部以上。

几乎80%以上的女性在怀孕期间，都会遇到腰酸背痛的情况。不少女性问我这是不是由于腰椎出了问题，或者是缺钙导致的。我通常会叫她们不用太担心，因为这是很正常的生理现象，除非经过检查确认缺钙，否则这些症状就是其他原因导致的。

女性怀孕初期，随着宝宝在妈妈子宫内逐渐长大，妈妈的身体也发生了很大的变化，如子宫扩张、激素水平变化、血液循环不畅等。此时，一旦孕妇姿势不良或用力不当，就很容易产生腰酸痛。这种酸痛一般并不严重，如果疼痛持续发作，且下腹疼痛厉害，才要考虑是不是有其他的问题，比如说宫外孕或盆腔慢性炎症。

一般来说，孕妇的腰酸背痛更多出现在中晚期，特别是怀孕25、26周以后。这是因为腹部增加的重量要由腰部的肌肉承担，尤其是在站立的时候，腰背肌、脊背两侧的肌肉要承担的重量就更多了，这时腰酸背痛的感觉就会很明显。另外，受激素改变的影响，孕妇的关节、韧带会有一定程度的松弛，韧带的牵引力量要比原来

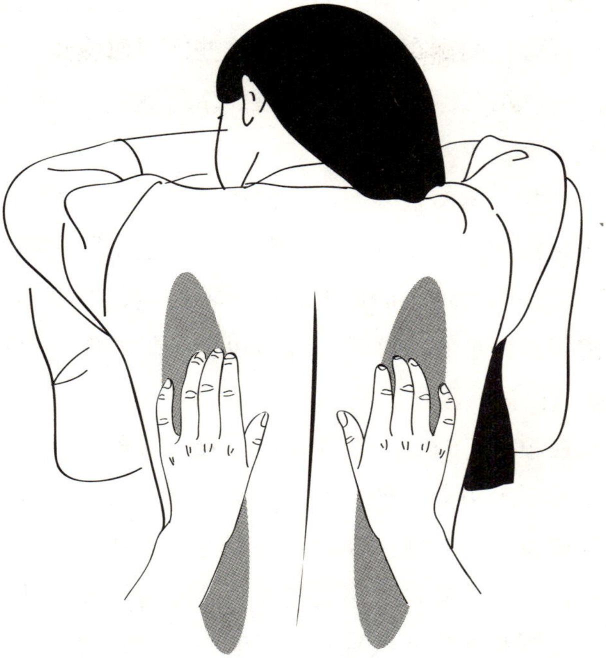

按摩脊柱两侧，有效缓解孕期腰酸背痛。

差一些，容易引起关节痛、腰酸背痛。

对于孕期的腰酸背痛，有什么方法可以缓解呢？我建议怀孕的女性在怀孕早期（前3个月）可适当做些伸展运动，到了怀孕中后期，也可通过按摩来缓解疼痛。可以让家人帮忙，孕妇采取坐姿，将身子伏在桌子上（用靠垫把头和胸部保护好），尽量避免挤压到胎儿。家人把手掌掌根放在孕妇后背脊柱两侧肌肉处，做轻快的、柔和的回旋运动，注意手要按住肌肉施加一定压力，不要在皮肤上摩擦。在一固定点按揉数十秒后将手向下移一手掌宽，再重复此操作，直至按揉到臀部以上。

这个方法的原理主要是通过松弛背部肌肉、软化松解皮肤和皮下粘连的组织，促进腰背部血液循环，让沉积在腰背肌肉组织的废物代谢出去，让营养物质进来，从而减缓腰背酸痛的症状。中医认为“不通则痛”，腰酸背痛主要是由经络涩滞不通、气血运行不畅造成的。后背脊柱两侧布满了穴位，这些穴位对应身体腑脏，通过刺激穴位，可以增强腑脏功能，促进经络疏通、气血流畅，并使局部温热，缓解痛感。

上述方法我介绍给很多孕妇，治疗效果不错。不过还要注意，孕早期不建议按摩。一是因为大多数孕妇在这个阶段腰背痛的困扰并不明显，二是因为这个时候的妊娠还不稳定，按摩不当会增加流产风险。到了孕中期和孕晚期，才可以给孕妇按摩，前提是孕妇没有宫缩、阴道出血等不适。

按摩宜在睡前进行，一般建议按摩15分钟即可，注意不可用力过猛，手掌要轻轻用力，如果腰部较为酸痛，可用手掌集中在孕妇的腰骶部位做按压式打圈按摩，效果极佳。在按摩时还需注意以放松肌肉为主，不宜在穴位处用力按摩，否则有可能会适得其反。可在手上擦一些润肤油或润肤乳液，以起到润滑作用，以免损伤孕妇的皮肤。如果天气比较冷，家人的手冰凉，最好在按摩前先搓热，这样还可以起到局部热敷的效果。

其实孕期腰痛一般并不需要特别去接受治疗，准妈妈只要在怀孕期间注意多走动就可以防止腰痛。坐着时可在椅背上放柔软靠垫以舒缓背部压力，双脚也可放在矮凳上，帮助腿部血液循环。睡觉时可采侧卧位以减轻腰部负担。另外，不要穿高跟鞋，穿合脚舒适的鞋子可以减轻腰酸背痛的症状。鞋跟高度最好在1～3厘米之间，鞋后跟的宽度要比后跟帮宽些，以减少扭伤的风险。

19．鱼头豆腐汤，对付缺钙腰痛抽筋

症状：缺钙引起腰酸背痛、抽筋

偏方：取鲢鱼头一个、豆腐200克、香菜15克、淡豆豉30克、葱白30克、盐5克、味精3克、植物油30克。鱼头去鳃，洗净切开两半；香菜、葱白清水洗净，切碎；将鲢鱼头放入油锅煎香，加淡豆豉入锅，加清水适量，用武火煮沸后，加入豆腐，改用文火煲半小时，放入香菜、葱白煮沸片刻，调味食用。每周服用2～3次。这个汤适于怀孕4～6个月的孕妇食用，具解表散寒、健脾开胃、补钙的作用。

蒋小姐过去常来我这里看病，好长时间不见了，有一天她突然打电话给我，说现在怀孕有五个多月了，最近感觉腰酸背痛得厉害，明明也没有睡太久，可是每天早上要起来的时候都会感觉腰酸背痛得厉害，有时候还会小腿抽筋。她丈夫偶尔会帮她热敷、按摩腰背部，可是效果不大，她问我到底要怎么办才好。

我告诉她，许多孕妇都有腰酸背痛的情况，这是很正常的，不过如果持续的时间长，且疼痛厉害，就有可能是缺钙引起的。至于小腿抽筋，其原因主要是局部血液循环不良，或是钙质缺乏引起电解质不平衡所造成的。缺钙容易出现在孕中期和孕晚期，主要是由于胎儿一天天长大，需要的钙也越来越多，来源当然是从孕妈妈那里摄取，如果这时孕妇对钙的摄取不足，就会导致缺钙。缺钙不能忽视，因为这对胎儿的成长、骨骼的发育会造成严重影响。

她听说有可能是缺钙的原因，就有点后悔，因为她怀孕初期吃

过一段时间钙片，因为出现肠胃不适、便秘，就停止服用了。那现在是不是又要服用钙片呢？

我告诉她，如果服用钙片出现不适，可能是吸收不佳造成的。由于孕妇对钙的需求量较大，添加钙剂是较为直接的补钙方法，但容易出现不适感，可考虑同时进行食补。我建议她回去吃一些补钙的食疗汤，如鱼头豆腐汤，具体做法：取鲢鱼头一个、豆腐200克、香菜15克、淡豆豉30克、葱白30克、盐5克、味精3克、植物油30克。鱼头去鳃，洗净切开两半。香菜、葱白清水洗净，切碎；将鲢鱼头放入油锅煎香，加淡豆豉入锅，加清水适量，用武火煮沸后，加入豆腐，改用文火煲半小时，放入香菜、葱白煮沸片刻，调味食用。

豆腐是由大豆制成的，含有丰富的蛋白质和钙，且非常易于吸收。有分析数据表明，100克（2两）南豆腐（软豆腐）可提供116毫克钙，100克北豆腐（硬豆腐）可以提供138毫克钙，所以，只要吃200克北豆腐，就可以满足普通人一日钙需要量的三分之一。鱼头肉质细嫩、营养丰富，除了含蛋白质、脂肪、钙、磷、铁、维生素B_1，它还含有鱼肉中所缺乏的卵磷脂，卵磷脂可增强记忆、提高思维能力和分析能力。豆腐含钙多，而鱼肉中有丰富的维生素D，能加强人体对钙的吸收，使其补钙效果更佳。所以，鱼头豆腐汤是孕期的一款好食谱，适于怀孕4～6个月的孕妇食用，不仅可补钙，还具有解表散寒、健脾开胃的作用。

我告诉她，这个汤虽然好，但不适宜连续服用，因为豆腐寒凉，而鱼头往往会有重金属超标现象，一周喝两三次就好。富含钙的食物还有很多，如奶制品、豆制品、坚果、鱼、蛋类、绿叶蔬菜等，这些食物都可多吃一些。还要多晒太阳，这样有助于维生素D的生成，可促进钙的吸收。她按我说的进行了一段时间的食疗，早上出去散步，见见阳光，腰酸背痛的症状很快就缓解了。

如果通过食物补钙仍然不能缓解腰痛和小腿抽筋，则需要考虑补充钙剂。这时需要注意，目前市面上的钙片五花八门，一些用贝壳烧制的钙制剂因为受海水污染，可能会含有超过标准的有害重金属，如铅、砷等，因此需要注意购买药品的质量。还有，就算买的钙片质量好，也不能服用过多。有报道指出，服用钙片过多容易造成胎儿颅缝过早闭合而导致难产，甚至会使胎盘过早老化引起胎儿发育不良。另外，过多的钙吸收不了会从尿道排出，增加患尿路结石的风险。再者，钙摄入量过大不利于其他矿物质如铁、锌、镁、磷的吸收利用，同样影响胎儿的发育。服用钙剂时，还要遵循少量多次的原则，以免因一次性大量钙剂的摄入而使身体无法吸收。

有些女性朋友问我，她们平时吃了不少含钙高的食物，为什么还是会缺钙呢？我问了她们平时的饮食习惯才发现，她们很少吃蔬菜，三餐主要以肉食为主，吃了很多鱼、鸡、鸽子、蛋、牛奶之类的补品。这些孕妇的问题不是因为营养不够多，而是过量了，身体不能完全吸收。现代研究发现，摄入过量的动物性蛋白质，不仅会增加肾脏和肝脏负担，还会使尿酸值上升，导致钙质等矿物质流失，诱发骨质疏松。所以，我建议各位孕妈妈除了吃奶制品、肉食外，还应该多吃豆制品、坚果、绿叶蔬菜、海带等，这些食物都含有丰富的钙。每餐最好荤素搭配，既不偏向素食，也不偏向肉食，这样身体更容易吸收更多钙，且不容易出现消化不良、便秘的情况。

20. 牛蒡芝麻炒肉丝，防治孕期腰酸便秘

症状：孕期腰酸背痛、便秘

老偏方：取牛蒡75克、瘦肉45克、黑芝麻15克、酱油适量。将牛蒡削去外皮、切细丝，瘦肉切细丝，待油锅烧热后放入肉丝炒，再放入牛蒡，加酱油调味炒匀，待肉熟后即可盛盘，洒上黑芝麻即可食用，每周吃2～3次。

有不少怀孕的妇女来问我腰酸背痛怎么治，本来按照常规的治疗，有很多滋补的食材、中药可以用到，但问题是，这些孕妇除了腰酸背痛外，还有大便干结、便秘的情况。由于宿便引起腹胀，加重了腰背酸痛感，看了不少医生，吃了不少补药，情况都没有好转，甚至有些孕妇吃了滋补的药，使得便秘更严重了。有这种情况的孕妇，我一般会建议她们吃些牛蒡。

牛蒡对很多人来说，都不是熟悉的食材。我之所以会想到用牛蒡，也是受我一个台湾朋友的影响。

她是一名妇产科医生，虽然她学的是西医，但很喜欢中医，特别喜欢推荐别人用天然的食疗方法解决小毛病。她推荐的食疗方有很多都用到牛蒡，治疗效果都很不错。后来我也尝试着用牛蒡来给患者治疗，得到的反馈都挺好的。

牛蒡的做法有很多种，对于腰酸背痛、便秘的孕妇来说，不妨吃点牛蒡芝麻炒肉丝。取牛蒡75克、瘦肉45克、黑芝麻15克、酱油适量。将牛蒡削去外皮、切细丝，瘦肉切细丝，待油锅烧热后放入肉丝炒，再放入牛蒡，加酱油调味炒匀，待肉熟即可盛盘，洒上黑

芝麻即可食用。腰酸背痛、便秘的孕妇吃了几次后，情况会有明显好转。

孕中期时孕妈妈感到腰酸背痛主要是因为激素变化使关节变松，再加上随着胎儿的成长，孕妇的身体重心逐渐往前挪，这加重了腰椎、尾椎的负担，使肌肉承受了极大的压力。而便秘是由孕妇的子宫增大，压迫到后方的肠道，使得排便时不易用力导致的。另外，怀孕时肠胃蠕动不好，肠胃中食物残渣的运送比怀孕前慢，也容易造成便秘。

从中医的角度来说，孕期腰酸背痛、便秘主要是肝肾阴虚、阴血不足，腰背部得不到营养滋养而导致的。吃牛蒡芝麻炒肉丝正好可以滋阴补肝肾，防治孕期腰酸背痛及便秘。

台湾当地人很爱吃牛蒡，在日本、韩国等东亚国家吃牛蒡也非常流行，可以说，牛蒡是一种公认的有益健康的食材。其实牛蒡原产于中国，自古以来就是药食同源的蔬菜，李时珍称其“剪苗淘为蔬，取根煮，曝为脯，云其益人”，《本草纲目》中详载其“通十二经脉，洗五脏恶气”，《名医别录》称其“久服轻身耐老”。现代营养学研究也认为，牛蒡含有丰富的膳食纤维，可以促进大肠蠕动，帮助排便。

所以，对于大便干结的孕妇来说，牛蒡是一种既安全又有效的食材。

牛蒡搭配芝麻，疗效更佳。芝麻也有很好的补肝肾、润五脏的作用，且味甘、性平，很适合孕妇食用。《本草经疏》中就曾记载：“芝麻，气味和平，不寒不热，补肝肾之佳谷也。”尤其是有腰酸腿软、头昏耳鸣、大便燥结症状的肾阴虚者最宜食之。

有些人说总是分不清牛蒡和山药，从外表来看，两者都粗粗长长、黄黄干干，有点像笔直的粗树枝，很难分清楚。其实，牛蒡比较细长，看上去像是瘦弱版的山药；牛蒡表面光滑，而山药则带有细毛；另外，牛蒡切开不带有黏液，切口带黑。大家购买时要分清楚，要知道，这二者不能相互替代，牛蒡性寒，可利尿清热、消炎降火，对于便秘很有疗效，而山药味甘，性平，有健脾补肾、收涩的作用，可用于止泻，大便燥结的人不宜食用。

21．孕期水肿浑身痛，吃点赤小豆山药

症状：孕期水肿，伴腰酸背痛、小便短少、大便溏泄（脾虚水肿引起）

很老很老的老偏方：取赤小豆50克、鲜山药50克、白糖少许。先煮赤小豆，待八成熟时，下鲜山药，熟后加糖少许即可，每周服用2～3次。此方具有健脾、清热、利湿的作用，适合于脾虚湿蕴化热的妊娠水肿、大便溏泄、小便短少者。

有一年春节，我回乡下探望亲友，一路上看到了许多从外地赶回来的乡亲，真是分外高兴。快到亲戚家门口时，碰巧遇上熟人冯大妈和她儿媳小琳，冯大妈说她们刚要上医院，碰上我这个医生真是太幸运了，叫我赶紧给她儿媳小琳看看。

我问她们怎么回事，冯大妈说小琳怀孕6个月了，经常腰酸背痛，最近整个人看上去都有些肿，尤其以脚踝周围最明显，这跟她一个得肾病的亲戚的症状很像，小琳很紧张，怀疑自己是不是肾脏出现了问题，也不知道对孩子有没有影响。

我打量了一下小琳，看她面浮肢肿、肤色淡黄，看上去很没精神。给她把脉，发现她脉缓滑无力，叫她伸出舌头，只见舌质淡胖、边有齿痕。再问她最近感觉怎样，她说经常觉得胸闷气短，前段时间吃了太多营养品，消化不良，后来一直胃口不好，还经常拉肚子，尿量也少。

我告诉她们，这是很常见的孕期水肿。孕期水肿主要是由于在孕期28周以后，孕妇的子宫压迫到了下腔静脉，使血液回流受到

阻碍引起的。另外，孕期内分泌的变化也会造成体内水分和盐的滞留，体内水分积存，尿量就相应减少。随着怀孕周数的增加，孕妇的水肿现象会日益明显。身体代谢功能不佳，废物堆积在腰背部，就容易引起腰酸背痛。不过也别担心，生完宝宝后，随着身体的恢复，水肿现象也会随之消失。

冯大妈问我有什么办法给她儿媳消肿，叫我一定给她们开个药方试试看，我叫她们别乱吃药，最好用食疗的办法，可以吃些赤小豆山药，原料是赤小豆50克、鲜山药50克、白糖少许。先煮赤小豆，待八成熟时，下鲜山药，熟后加糖少许即可。

中医认为，孕期水肿主要是因为水液代谢失常、水湿停滞所致。人体的水液会通过脾、肺、肾、三焦、膀胱等脏腑，它们有各自的功能，脾主运化水湿，肺则负责通调水道，肾是元气推动力，而三焦就像是身体中的沟渠，膀胱则负责储尿，并适时将尿液排放出去。水液代谢必须经过这几个脏腑共同完成，其中任何一个脏腑功能失调都会造成代谢失常，形成水肿。妊娠期水肿主要分为三类：气滞、脾虚、肾虚。气滞的孕妇常常会有胸闷的情况，一般脚部先肿，而脾虚、肾虚的孕妇都会面浮肢肿，脾虚的人容易拉肚子，肾虚的人下肢冰冷。小琳就属于脾虚的类型，因此宜健脾、利水、消肿。

上述方子具有健脾、利湿、消肿的作用，脾虚湿蕴的妊娠水肿、大便溏泄、小便短少的孕妇食之颇有益。赤小豆味甘、酸，性平，有利尿消肿、解毒的作用，可用于治疗水肿胀满。现代研究发现，赤小豆中含有一种皂苷类物质，能促进通便及排尿，对水肿有辅助治疗作用。山药性质平和，有健脾养胃、补肾的功效，搭配赤小豆，治疗脾虚水肿的疗效更佳。

赤小豆除了搭配山药外，还可以和鲤鱼一起煮。取赤小豆100克和鲤鱼一条一起熬汤，盐和其他调料宜少放，喝汤食鱼即可。鲤鱼本身就是利水的食物，它含有优质蛋白，能使血浆蛋白含量增加，提高血浆渗透压，既补充了蛋白质，又起到了间接利尿的作用。因此，将赤小豆与鲤鱼一起做汤服食，可充分发挥二者的利尿消肿功效。

不过上述偏方一周吃两三次就可，不可天天吃。最好均衡摄入优质的蛋白质，例如家禽肉、鱼、蛋类、奶类等，还要进食足量的蔬菜、水果，多摄取具利尿作用的食物，如南瓜、冬瓜、菠萝、葡萄、丝瓜等。平时要注意采用低盐饮食，减少高糖食物的摄入，少吃或不吃难消化和易引发胀气的食物，如油炸的糯米糕、白薯等。

冯大妈听了我的话，很满意地和儿媳回家了。过了一段时间，我在广州接到冯大妈的电话，她说她儿媳调理了一个月，除了双脚还有些肿外，其他部位的水肿明显减轻了，孩子出生后，小琳全身的水肿都消失了。冯大妈让我过段时间回乡下去喝满月酒。

孕期水肿分为几种类型，上述偏方适合于脾虚水肿型，如果是肾虚水肿，有心悸气短、腰膝无力、肢冷、畏寒怕冷的症状，可喝点黑鱼冬瓜汤：取黑鱼1条（约500克）、冬瓜500克，先将黑鱼洗净，冬瓜切块，同放入瓦锅里煮烂，再加少许葱白、大蒜，不加盐，煮熟后吃鱼喝汤。此汤具有温肾、利水、安胎的作用，适用于肾阳虚型的妊娠水肿。

如果是气滞型水肿，有胸闷胁胀、食欲不振、尿少的情况，可喝点鲤鱼萝卜汤：取鲤鱼1条、萝卜120克，将鲤鱼宰杀洗净，萝卜洗净切块，加佐料及适量清水煮熟，吃萝卜和鱼并喝汤。此汤具有行气消滞的作用，每周喝几次可消除孕妇腹胀、水肿的症状。

22. 产后腰痛怎么办，肉桂栗子山药粥

症状：产后腰痛

老偏方：取栗子（去壳）50克、山药30克、茯苓15克、糯米50克，再加肉桂10克、白术20克、甘草6克、干姜10克，先将后面四味材料放入砂锅中加水泡透，煎30分钟后倒出药汁，加水再煎20分钟后将药汁倒出。两次的药汁合在一起放在砂锅内，再放入山药、茯苓、栗子、糯米，用文火炖烂成粥。早晚各服1次，连服3～5天见效。

女人刚生完孩子，身体处于气血亏虚的状态，甚至有些人一时半会儿缓不过来，出现周身疼痛的情况。前段时间，我们医院的护士小黄产下一个胖胖的小女孩，小黄自认为身体好，刚坐了两周的月子，就按捺不住了，总嫌婆婆照顾孩子不周全，非要亲自照顾，在家里忙前忙后。过了几天，她觉得腰酸背痛，弯腰都有点困难了，刚开始她并没有对此加以注意。接下来的几天，小黄腰部疼痛得更厉害了，浑身没劲，连抱孩子的力气都没有了，她急忙打了我的电话。

小黄家离医院不远，我下班后走了十多分钟的路程去看望她，仔细检查了一下，发现她腰部皮肤偏凉，喜温喜按，胃口欠佳，舌白、苔厚腻，脉沉紧。我告诉她这是常见的产后腰痛。中医认为，孕妇在产后本就气血虚，如果受了凉就会使气血瘀滞，加上因坐月子而长时间卧床不动或起居不慎等因素，腰酸背痛就难免了。

经过我的讲解，小黄当即表示她确实有受凉的情况，前几天天

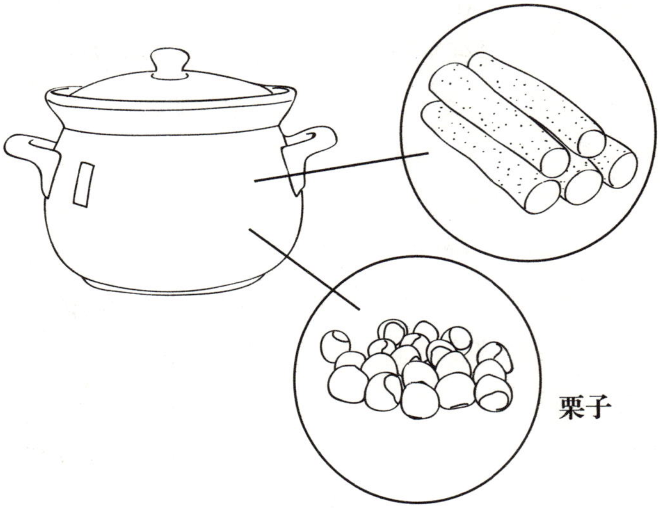

肉桂栗子山药粥，治疗产后腰酸背痛。

气炎热，她家里开了空调，半夜她还觉得挺冷呢。听她这么一说，病因就比较清楚了，她的产后腰痛是在气血亏虚和劳累的基础上，寒湿之邪乘机侵入体内导致的。她问我有什么药方可以治疗，我就建议她试试吃肉桂山药栗子粥：取栗子（去壳）50克、山药30克、茯苓15克、糯米50克，再加肉桂10克、白术20克、甘草6克、干姜10克，先将后面四味材料放入砂锅中加水泡透，煎30分钟后倒出药汁，加水再煎20分钟后将药汁倒出。两次的药汁合在一起放在砂锅内，再放入山药、茯苓、栗子、糯米，用文火炖烂成粥。早晚各服1次，连服3～5天见效。

小黄的老公比较相信西医，对中医不懂，听了这些中药名，就好奇地问我这些药分别有什么功效。我告诉他，上方中的栗子味甘，性温，具有健脾补肾、壮腰强筋、活血止血、消肿等功效，栗子中还含有丰富的不饱和脂肪酸、维生素及矿物质，可用于防治骨质疏松等疾病，对产后腰痛有很好的治疗作用；山药健脾益气，固肾，能补人虚损、治乏力，对缓解腹胀、腰痛等有效；茯苓利水渗湿；糯米补血、健脾暖胃。至于其他药材也有很强的功效。肉桂是方中散寒、活血的主药，其性温，常用于畏寒肢冷、脘腹冷痛、食少便溏、寒湿痹痛、产后瘀滞腹痛等症的治疗；白术健脾益气，燥湿利水，《日华子本草》说它“治一切风疾，五劳七伤，冷气腹胀，补腰膝，消痰，治水气，利小便，止反胃呕逆及筋骨弱软……”；甘草则能调和诸药，具补脾、解毒的功能；干姜能温中散寒，回阳通脉。这些食材和药材搭配在一起，具有温肾散寒、祛风湿的功效，适用于寒湿引起的腰痛的治疗。

不过，是药三分毒，我不建议小黄长期服用，最好配合其他食疗方，比如喝点杜仲猪腰汤或红枣枸杞母鸡汤。我还提醒她这些补品不要同时服用，如果当天喝了肉桂栗子山药粥，就不要再服用其他药材了，可以隔天换一下食疗方。小黄听了我的建议，按我的方法服用后没多久，腰痛的症状就好转了。

注意，产后腰痛分几种类型，主要是寒湿、气滞、肾虚三种。寒湿型腰酸背痛的痛感较强烈，被风吹后或受寒后疼痛加重，可以通过祛风散寒食疗方来治疗，如上面推荐的肉桂栗子山药粥；气滞血瘀型腰痛多是由产后恶露不尽引起，痛型为胀痛或像针刺一样痛，还有下腹冷痛的情况，活动后稍缓，可以喝些当归枸杞鸡肉汤；如果腰痛是由肾虚引起，常表现为绵绵作痛，可以喝些杜仲羊肉汤或吃些核桃等补肾的东西。

23. 淫羊藿羊肉汤，产后不怕足跟痛

症状：产后足跟痛

老偏方：

①淫羊藿9克、枸杞子15克、羊肉90克（切块），洗净后一起放入砂锅内，加清水适量，以文火煮两小时，至羊肉熟烂为度，每天服用一次，一周内服用2～3次，坚持服用一个月。

②患者坐在床上，伸直双腿，使其与地面平行，双脚及脚趾慢慢用力，向脚背勾弯，至最大限度并保持30秒，然后慢慢放松，连续5～10次。

产后足跟痛是产后常见的一种病，患者除了感觉足跟处酸痛、麻木以外，还伴有头晕目眩、腰膝酸软等症状。产后足跟痛治疗起来并不难，民间就有大把管用的偏方能应付。

以前，我在老家农村看到一些生完孩子的妇女有脚跟痛的情况时，老人常会熬一种很滋补的羊肉粥给她们喝。一般喝一个星期的羊肉粥，产后足跟痛、腰膝酸软的问题就可以完全解决。具体做法是：淫羊藿9克、枸杞子15克、羊肉90克（切块），洗净后一起放入砂锅内，加清水适量，以文火煮两小时，至羊肉熟烂为度，每天服用一次，一周内服用2～3次，坚持服用一个月。

那么这个方子的原理是什么呢？我们先了解一下产后足跟痛的原因。中医认为，产后足跟痛多由产后气血亏虚和风寒湿邪侵袭经络、关节、筋腱阻滞气血运行所致。妇女生产完后，抵抗力本就很差，如果此时天气寒冷潮湿，产妇不注意保暖、防潮，就很容易遭受风寒湿

邪的入侵。在这种内忧外患的情况下，寒湿停滞在脚部，就会造成足跟痛。上述方子就适用于风寒湿痹阻经络引起的足跟痛。

淫羊藿也叫仙灵脾，是补肾壮阳常用的中药，其性温，具有强筋骨、祛风湿的功效。枸杞子味甘，性平，具有补肝益肾之功效，《本草纲目》中说它“久服坚筋骨，轻身不老，耐寒暑”。现代医学研究表明，淫羊藿含淫羊藿苷、亚油酸、银杏醇、木兰碱等成分，具有调节机体的免疫功能、内分泌功能、心血管功能等作用。而枸杞子富含维生素A、维生素B_1、维生素B_2、维生素PP、维生素C、氨基酸、亚油酸及多种微量元素，对免疫功能具有调节与促进作用。

羊肉鲜嫩，营养价值高，脂肪、胆固醇含量较猪肉和牛肉少，对病后或产后身体虚亏等一切虚证有很好的补益效果。因此，凡肾阳不足、腰膝酸软、腹中冷痛、虚劳不足、贫血、产后气血两虚者都可经常食用。

需要提醒的是，上述方子只适用于寒湿型的足跟痛，如果产后有虚热，出现盗汗、失眠、烦热甚至发烧等情况，千万不要再食用温补、大热的东西。这时候要用清淡的饮食，多吃各种蔬菜、水果。

在上述食疗方法的基础上，最好配合运动，治疗效果就更佳了。前几个月有个产后的妈妈足跟痛，来我的门诊看病，我就教了她一招。产妇可以坐在床上，伸直双腿，使其与地面平行，双脚及脚趾慢慢用力，向脚背勾弯，至最大限度并保持30秒钟，然后慢慢放松，连续5～10次。

这个方法的原理我也在此说一下。现代医学认为，妇女在产后手脚痛，是由于身体内分泌激素的变化使关节囊和关节附近的韧带出现张力下降所致。在这种情况下，如果产妇不注意休息，下地活动，脚跟脂肪垫会出现退化现象。一旦下地行走，就会出现脂肪垫水肿、充血等现象而引起疼痛。而上述方法可以使脚部粘连的组织松解，促进脚部血液循环和新陈代谢，减轻疼痛。

另外，还可以试试足浴法：用苏木、白附子、麻黄、当归、川芎各30克，水煎后浸洗足部，同时用手搓揉足跟。也可用食醋1000毫升，加热至沸腾，待不烫脚时，用以浸泡患足，每次15～20分钟，每天1～2次，连用10天。这些方法都具有祛寒除湿、和血止痛的功效，对寒湿型的足跟痛适用。

第四章

生理期老偏方，不怕经期腰酸背痛

每个月的那几天，就应该轻轻松松零负担。

有很多女性在每个月例假的那几天都会遭遇腰部酸痛的烦恼，腰酸的原因有很多，有些是因为气滞血瘀，有些是因为肾虚，还有一些是因为寒凝血瘀……很多年轻女性在不适出现后，总是觉得忍一忍就过去了，其实生理期腰酸背痛是完全可以通过自行调理明显改善的。

针对不同类型的生理期腰酸痛，我在这章中都提供了治疗的老偏方，这些偏方简便易行，却能获得不错的效果。

24．热敷命门穴，缓解经期腰酸痛

症状：经期腰酸痛

偏方：在热水中滴入几滴薰衣草精油，然后打湿毛巾，稍微拧干后用毛巾热敷命门穴，每天1～2次，连敷1～3天。也可用暖宝贴等发热器具代替热毛巾。

一天，我经过护士站，看到新来的实习护士小琳垂头丧气的，还不停地用手拍打着后背。我问她怎么回事，小琳说是例假来了，腰酸痛得厉害，忍不住要捶一下背。我赶紧制止她这么做。小琳疑惑地问我为什么，我告诉她，经期腰部酸胀是盆腔充血引起的，此时捶打腰背部会导致盆腔充血加重，血流加快，引起月经过多或经期过长，加重血虚和腰背酸痛。

小琳问我那她应该怎么办，我简单询问了一下，得知她平时并没有白带异常等其他症状，所以断定她的腰痛只是生理性的，就让她别担心，这样的生理疼痛其实不做处理它也会自动消失。如果确实感到难受，可以找个方法缓和一下，如用热毛巾敷后背的命门穴。先在热水中滴入几滴薰衣草精油，然后打湿毛巾，稍微拧干后用毛巾热敷命门穴。如果不方便热敷，也可以在命门穴贴上一个暖宝贴，这样也可以缓解月经期间的腰酸和腰痛症状，不过，使用暖宝贴时千万要小心烫伤。

小琳不好意思地问我命门穴在哪里，我笑着告诉她，命门穴和腹部的肚脐眼是前后相对的。只要以肚脐为标准围绕腰部做一个圆圈，圆圈与背后正中线的交点就是命门穴了。

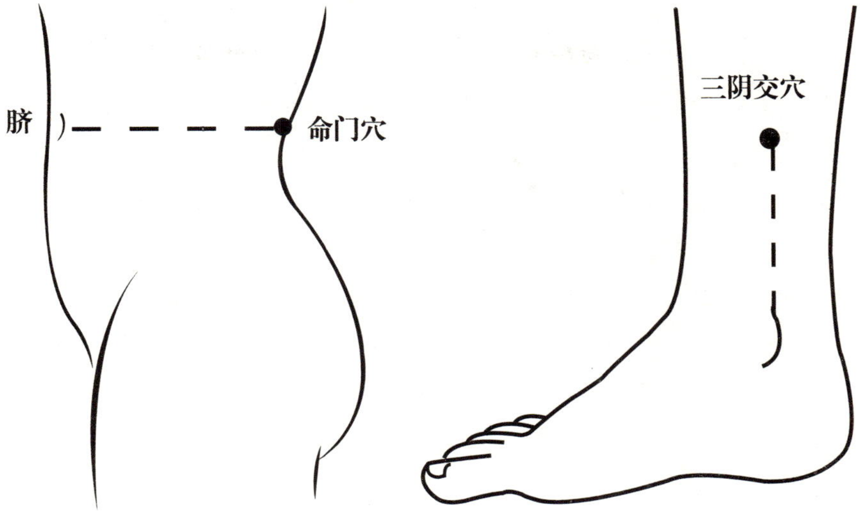

生理期腰酸痛，热敷命门穴，按摩三阴交穴可缓解。

为什么热敷命门穴能起到治疗作用呢？中医理论认为，女性经期腰痛多是因为体弱、肝肾不足、寒气郁积所致。而热敷命门穴恰恰具有壮肾补虚、温补脾阳的功效，对腰痛、肾脏疾病都有保健作用。如果有痛经、月经不调的情况，还可以配合刺激三阴交穴治疗，效果更佳。三阴交穴在小腿内侧，脚踝骨的最高点往上三寸处。按摩这个穴位可保健和胃、调补肝肾、调理经血，有痛经、妇科问题的女性平时都可多按按三阴交穴，但怀孕期间不能按摩，否则可能有流产的危险。

至于在热水中加入薰衣草精油，也是有一定道理的。薰衣草俗称“百草之王”，味辛性凉，具有舒缓情绪、镇静定神的作用，其精油具有杀菌、止痛、镇静的功效。使用薰衣草精油热敷命门穴对于痛经有良好的治疗作用，还可以舒缓患者的情绪。此外，如果月经期间除腰痛外还伴有水肿、经血紫暗结块，可以使用益母草煮水浸湿毛巾热敷命门穴，此法利用的是益母草活血化瘀、调经利水的作用。

小琳听了我的话，回家后用毛巾热敷腰部的命门穴部位，过了一会儿，腰就没那么酸了。第二天上班遇到小琳时，我提醒她，为了预防下次生理性腰痛，平时应该多注意腰部保暖。平时若觉得腰酸，可以两手依次在命门穴上下来回搓，持续2～3分钟，这个动作有培补肾阳、通利腰脊的功效。经前一个星期每天坚持搓几下命门穴，可预防经期腰部虚冷疼痛。小琳听了我的建议，按照我说的去做，下一次的生理期果然就没再出现腰痛。

注意，上述方法只适用于生理性的腰酸背痛，临床上还有很多妇科病，如盆腔炎、子宫内膜异位症等也会引起经期腰酸，所以有经期腰酸的患者最好上医院接受相关检查，以确认病源。

25. 肾虚经期腰痛，吃点首乌黑豆

症状：经期腰痛（肾阴虚型）

很老很老的老偏方：取制首乌10克、黑豆30克。制首乌水煎取汁50毫升，黑豆泡涨、洗净，煮1小时后加入首乌汁再煮30分钟，得1小碗，加食盐和猪油调味，1次食完。经前1周服用，每天服1剂，连服3～7天。

“女人肾虚毛病多”，这是电视上一则广告经常提及的。过去一些人对肾虚有误解，总觉得男性才会肾虚，其实肾虚并不是男性特有的，女性更容易肾虚。现代女性面对社会的激烈竞争，不得不变成“女强人”，而长期精神紧张、超负荷工作很容易造成体力透支，这样，肾虚就不请自来了。

中医理论认为，腰为肾之府，主生殖和女性月经。肾虚可以说是女性腰痛最常见的原因之一。众所周知，肾乃先天之本，肾虚引起的疼痛特点是整个腰部绵绵作痛、酸软无力，在劳累或房事后加重。女性每月月经失血过多就很容易引起肾虚腰痛。另外，孕育、生产、人工流产都会损伤肾气，出现腰痛。

我认识的一个报社女编辑，近年来经常在经期出现腰酸背痛的情况。当时她来找我看病时，只是想让我简单地推拿按摩一下，好让腰部不那么酸痛。但每次推拿按摩完效果都是短暂的，她每个月来例假的时候还是会腰酸背痛。我看她面色黝黑，皮肤干燥无光泽，才35岁就已经出现了好几根白头发，进一步问诊后，我得知她常常五心烦热、眩晕耳鸣、失眠多梦，诸多症状都明确指向了肾虚。

像她这种情况的腰酸背痛，用其他的治疗方法都无法有明显效果，一定要先把肾补好。我建议她回去吃些制首乌黑豆，具体做法：取制首乌10克、黑豆30克。制首乌水煎取汁50毫升，黑豆泡涨，洗净，煮1小时后加入首乌汁再煮30分钟，得1小碗，加食盐和猪油调味，1次食完。经前1周服用，每天服1剂，连服3～7天。补肾的食疗方很多，但这一款制作起来相对比较简单，比较适合工作繁忙的女白领们。

这位女编辑服用了一阵子，直夸有效果，经期不再那么腰酸难受，入睡也比以前容易了，上班时比以前更有精神，不那么容易打瞌睡，遇到繁琐的工作，也不会那么容易产生眩晕感。后来她又服用了一段时间，经期腰酸背痛就再也没有出现过，皮肤也水润了不少。

这个方子我介绍给不少女性服用过，她们都反映效果不错。不过她们刚开始听说这个方子时都会疑惑：制首乌是什么东西呢？首乌又名何首乌，分为生首乌和制首乌两种，制首乌是何首乌的炮制加工品。生首乌味甘、苦，性平，归心、肝、大肠经，能解毒、消痈、润肠通便，常用于治疗瘰疬疮痈、风疹瘙痒、肠燥便秘；而制首乌味甘、涩，性微温，归肝、肾经，可补肝肾、益精血、乌须发、强筋骨，主要用于血虚面色萎黄、眩晕耳鸣、须发早白、腰膝酸软、肢体麻木等症。

首乌入肾经，被历代医家认为是补肾滋阴的佳品。现代研究发现，制首乌之所以具有补肝肾、益精血、乌须发、强筋骨的功效，主要原理在于其有促进造血功能，同时具有提高机体免疫功能、降血脂、抗动脉粥样硬化、保肝、延缓衰老、影响内分泌功能、润肠通便等作用。

黑豆搭配制首乌是很古老的方子，黑豆味甘，性平，入脾、肾经。据《本草纲目》记载："豆有五色，各治五脏，惟黑豆属水性寒，为肾之谷，入肾功多，故能治水，消肿下气。制风热而活血解毒。"药理研究也证实，黑豆具有高蛋白、低热量的特点，不含胆固醇，具有养阴补气作用，是强壮滋补之佳品。不过黑豆多食容易引起腹胀，为了取黑豆之利而除其弊，历代医家一般会将黑豆制成药膳、药酒，比如黑豆搭配制首乌，就具有乌发、补肾、延年益寿的作用。

26. 经前喝几天丹参酒，不怕经期腰刺痛

症状：气滞血瘀型腰痛，腰部刺痛，伴随小腹疼痛、胸胁胀满

偏方：

①丹参、元胡各30克，川牛膝、红花、郁金各15克，酒500毫升；用冷浸或热浸法制取。月经前3天开始服，每天1～3次，每次服15～20毫升，连服3天。

②取益母草15～30克、元胡10克、鸡蛋1个，加水同煮。蛋熟后去壳，再煮片刻，去药渣，食蛋饮汤。月经前每天1次，连服5～7天。

有一年，我去一所医学院参加一个讲座，现场来了不少学生，讲座完毕后有个大一女学生私底下问我，她经期经常感到腰部刺痛，是否可以用中医的推拿按摩、针灸的方法来治疗。我问她除了腰部刺痛，还有什么症状。她说有时候会有小腹疼痛，腹胀，腰部刺痛，月经量少、淋漓不畅、色紫黑有块等症状，经前几天明显觉得胸胁胀满、心情郁闷。

听她详细而准确地描述了症状后，我心里大概就有谱了。女性在月经期间及月经前后，常常会出现小腹疼痛、腰痛等症状，在中医看来，这主要是由于寒湿凝滞、肝肾亏损、气滞血瘀、气血虚弱引起的。而这个女学生的情况属于气滞血瘀型。气滞血瘀常会引起经期腹痛，严重时疼痛会放射至腰骶部。这种血瘀性腰痛比较常见，主要是由情绪不佳、肝气郁结或腰部长期劳损引起局部血瘀

以及气血运行不畅而导致的，痛感表现为局部刺痛和针扎样痛。当然，腰椎间盘突出、肾结石、肾炎等器质性疾病也会引起腰部刺痛，这在检查时要排除。

经过检查，这个女学生的情况只属于经期的生理性腰痛，可以在经前用中医的推拿按摩方法治疗。但由于这需要专业人士操作，且疗效是暂时的，治标不治本，因此我建议她用中药调理，可以喝些丹参酒。取丹参、元胡各30克，川牛膝、红花、郁金各15克，酒500毫升，用冷浸或热浸法制取。我嘱咐她于月经前3天开始服，每天3次，每次服15～20毫升。

这个方子的主药是丹参，丹参是调经之神品、妇科之要药，有活血通经的功效，主要用于月经不调、血瘀作痛、心烦内热等症。元胡活血行气，止痛功效显著，李时珍说它“能行血中气滞，气中血滞，故专治一身上下诸痛”。至于方中的其他中药，也是著名的活血化瘀药：川牛膝逐瘀通经，通利关节；红花活血通经，去瘀止痛；郁金行气解郁，泄血破瘀。现代科学研究已证实，这些药物不仅有抗凝血、抗血栓的作用，还可扩张血管、加速血液流动，将这些药物制成药酒，对于气滞血瘀引起的痛经、腰痛等疗效显著。为什么要将中药浸于酒中呢？这是因为酒能通血脉，对风寒痹痛、筋脉挛急等症的治疗有明显效果。不过酒性温，所以阴虚、失血及湿热甚者忌服。经期气滞血瘀腰痛的患者，最好经前服用此方，月经期间禁止服用，以免导致月经不止、月经量过多等不良后果。

这个女生得知了这个偏方，周末回家叫父母给她配制丹参酒，下次来例假之前服用了几天，腰部刺痛感果然明显减轻。她打电话向我询问，还需要喝多久，我告诉她，再喝两三个疗程就可以了。平时要注意饮食，治疗期间不宜吃甘薯、芋头、蚕豆、栗子等容易胀气的食物，不宜吃油炸食品、甜食等，以免血脂增高阻塞血管；也不宜吃冷饮，以免影响气血运行。平时可多吃行气活血的食物，如玫瑰花茶、茉莉花茶、白萝卜、柑橘、柚子、佛手、生姜、茴香、韭菜、黄酒、红葡萄酒、洋葱、银杏、山楂等，以达到“以通为补”的目的，从根本上改善气滞血瘀的体质，根治经期血瘀腰痛。

她按我说的从饮食上下手，此后又服用了三个月经周期的丹参酒，经期腰痛、腹痛的情况彻底消失了。

丹参酒这个方子虽好，但也并不适用于所有女性，有些人不喜欢喝酒，而有些人因为有酒精过敏或肝肾功能不佳而不能喝酒，那该怎么办呢？别担心，可以换换其他偏方，比如吃益母草元胡鸡蛋，具体做法如下：取益母草15～30克、元胡10克、鸡蛋1个，加水同煮，蛋熟后去壳，再煮片刻，去药渣，食蛋饮汤。月经前每天1次，连服5～7天。这个方子也具有活血化瘀、调理气血的作用，对气滞血瘀引起的经期腹痛、腰痛有不错的治疗效果。

27．经期腰部冷痛，有红枣鸡蛋汤和墨鱼酒

症状：经期腰部冷痛（寒凝血瘀型）

老偏方：

①取鸡蛋1个、红枣8个、老姜20克、红糖15克。将红枣洗净去核，老姜切成薄片，与鸡蛋同放锅中，加适量清水煮至鸡蛋熟，将鸡蛋去壳放入锅中，再煮约15分钟，加入红糖，饮汤食鸡蛋和红枣。于月经前一周服用，每天1次，连服3～5天。

②取墨鱼干1～2只、生姜2片、黄酒250毫升。墨鱼干温水浸发、洗净，与黄酒、姜下炖盅，加盖隔水炖3小时，加盐调味，饮汤食墨鱼，趁温热服下。每周服用2～3次，坚持一个月。

每到寒冷季节或阴雨天气，就有不少女性会喊腰痛，说感觉后背有冷风嗖嗖吹过，冷得腰部难受。特别在月经期间或经期前后，这种情况就更明显了。

这类腰痛主要是由腰部受风寒侵袭引起，痛的部位大多在腰部偏上，表现为冷痛，阴雨天加重。在我的老家乡下，许多妇女遇到这种问题，一般不上医院治疗，在家煮红枣鸡蛋汤来喝，一般喝几天就能好。红枣鸡蛋汤材料容易找，做法也很简单，材料包括鸡蛋1个、红枣8个、老姜20克、红糖15克。将红枣洗净去核，老姜切成薄片，与鸡蛋同放锅中，加适量清水煮至鸡蛋熟，将鸡蛋去壳放入锅中，再煮约15分钟，加入红糖即可。在月经前一周服用，每天1次，

连服3～5天就可见效。

这个老偏方的原理并不难理解。中医理论认为，血得温而行，得寒则凝。人体受风寒湿入侵时，由于气血不顺畅，就会产生气滞，血瘀，痰饮、水湿停聚等情况，引起疼痛。而上述红枣鸡蛋汤有温经散寒、补血调经、美容养颜的功效，特别适合体寒的女性在月经前服用，对经期腰痛、腹痛能起到一定的防治作用。方中的红枣能补气养血，可增强身体的免疫力；红糖能活血化瘀、益气补血、缓中止痛；而鸡蛋能滋阴润燥、养血息风，且富含蛋白质，适量补充可防治腰酸背痛。至于老姜，也是方中的重要材料。中医认为，姜能解表散寒，对宫寒、血滞气凝有很好的疗效。现代医学研究也证明，姜具有消炎的作用，能有效缓解关节炎、风湿病的疼痛症状；此外，姜还具有抗氧化的作用，能够消除体内的自由基，扫除这些代谢废物后，全身筋骨、关节自然会轻松自如。姜也有好几种，新出的姜叫生姜，而老姜是指隔年的姜，皱皱巴巴的，有点干。俗话说，“姜还是老的辣”，若论驱寒效果，老姜比生姜功效强得多。

除了上述方法，还可以试试另一方：取墨鱼干1～2只、生姜2片、黄酒250毫升。墨鱼干温水浸发、洗净，与黄酒、姜下炖盅，加盖隔水炖3小时，加盐调味，饮汤食墨鱼。每周服用2～3次，坚持一个月。这个方法是一个同事告诉我的，她说有段时间家里的老人风湿痛，服用了这个方子，疼痛明显缓解。之后我也记了下来，推荐给不少患者服用，发现此方对经期风寒腰痛、月经不调、手足麻木、风湿性关节炎、骨质疏松都有很好的缓解作用。

墨鱼又叫乌贼，可以入药，骨又名海螵蛸，是一种著名中药材。中医认为，墨鱼味咸，性微温，能滋阴补血、祛瘀止痛，可用于治疗妇女经血不调、水肿、湿痹、痔疮、脚气等症。黄酒是传统中药的药引子，它富含各种营养成分，温饮有治病功效，可暖胃驱寒。黄酒炖墨鱼干醇香可口，有祛风除湿、强筋健骨的作用，且不

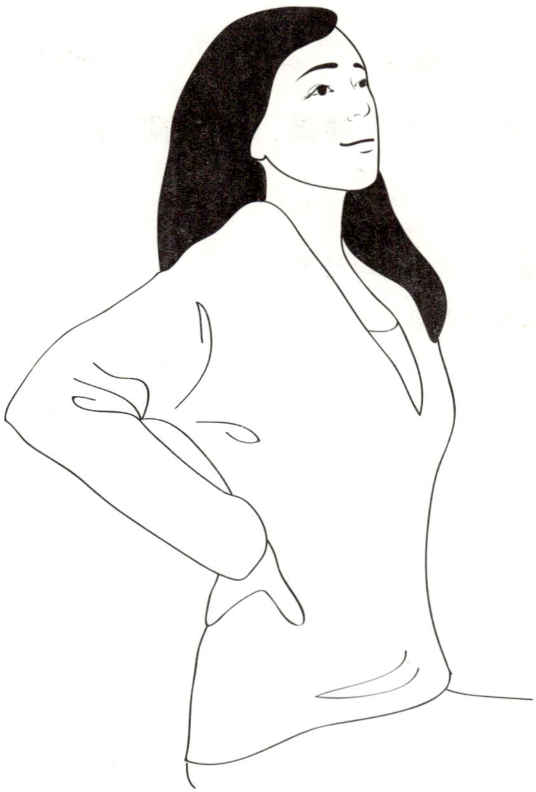

生理期腰部冷痛，可喝些红枣鸡蛋汤和墨鱼酒。

燥不寒，特别适合在春夏之交的阴雨天服用。

注意，墨鱼酒这个方子适合畏寒怕冷，手脚冰凉、麻木，腰酸背痛的人服用。患有高脂血症、高胆固醇血症、动脉硬化等心血管病及肝病的患者应慎食墨鱼，湿疹、荨麻疹、痛风、肾脏病、糖尿病病人及易过敏者也要忌食。而黄酒也不是人人都能喝的，酒精过敏者、乳腺炎、高血压、心脏病、肝病患者忌服，火热内盛的人也要避免喝酒。

还需提醒一点，经期容易冷痛、痛经的女性，要避免久坐、久站，注意多活动腰部，寒冷季节不穿短裙，暑天不贪凉，少吹空调，不吃生冷食物，一年四季都要注意腰部保暖，这样才能更好地保护腰部，彻底告别经期腰痛的烦恼。

28. 盆腔炎经期腰痛，两个偏方就搞定

症状：盆腔炎引起的腰痛

很老很老的老偏方：

①取阿胶30克、鸽蛋4个。先将阿胶置碗中，加入清水适量，置于无烟火上烤化，趁热放入鸽蛋和匀即成，早晚各1次，于经前一周服用。

②取苦菜100克、金银花20克、蒲公英25克、青萝卜200克（切片）。上四味共煎煮，去药后吃萝卜喝汤，每天1剂，连服3～7天。

去年，我接诊过一个腰痛患者蔡女士，她也是经期腰痛，但跟前面几篇里讲的几种情况又有所不同。蔡女士37岁，近年来一直倍受腰痛的困扰，几乎把广州各大医院的骨科看了个遍，腰部的断层扫描、核磁共振也不知做了多少次，就是没有发现什么问题，采用外敷、按摩的方法治疗都不见效。

有一次，蔡女士经期腰痛严重，听同事的建议，到中医院来找我看病。我看她舌质比较红，明显有内热的迹象，就问她除了腰痛还有没有其他症状。她说这几天刚好来月经了，小腹有点坠痛，还感觉到手足心发热，容易失眠多梦。听了她的情况，我首先想到了女性常患的妇科病。要知道，女性经期腰痛并不是只有生理性腰痛那么简单，有些是由盆腔炎、阴道炎、子宫内膜炎等妇科炎症引起的，对于久治不愈的腰痛尤其要提高警惕。我叫蔡女士最好去做一下妇科检查，她听从了我的建议，马上去做了检查，结果查出患有

盆腔炎。因为工作的原因，当时蔡女士并没有继续在我这里看病，而是在过了几天后到离家较近的另一家医院去治疗了。

盆腔炎可以分为急性和慢性两种，急性盆腔炎通常会伴随着恶寒、发热，医生一般会用抗生素治疗，也可结合中成药如妇科千金胶囊、花红片等治疗。服药几天后发烧、食欲不振、腹痛的症状会很快好转，不过妇科炎症很难根治，并且长期使用抗生素难免会有副作用。

蔡女士起初用抗生素治疗盆腔炎，效果还是比较明显的，但却会在经期复发。这样的情况拖了大半年，蔡女士的腰痛更严重了，月经过后也没有好转。无奈之下，蔡女士又来找我，问我中医有什么好的治疗方法。我想蔡女士的腰痛是慢性盆腔炎引起的，慢性盆腔炎多是急性盆腔炎迁延不愈发展而来的，多以虚证为主，主要是肝肾阴虚、气滞血瘀、寒凝血瘀这几种类型，治疗时先要辨明是哪一证型，再确定治疗的方法。

我详细问了蔡女士的症状，发现她每次发病都有五心烦热、腰痛的症状，这多属肾阴虚的表现，除了清热消炎的对症治疗外，在饮食上宜吃肉蛋类的滋补之品。于是我建议她吃鸽蛋阿胶，具体做法是：取阿胶30克、鸽蛋4个，先将阿胶置碗中，加入清水适量，置于无烟火上烤化，趁热放入鸽蛋和匀即成，早晚各1次，于经前一周服用。蔡女士在服药之外，坚持吃了两个月经周期的鸽蛋阿胶，腰酸背痛明显好转了。此后，她继续坚持服用了几个疗程，就彻底和腰痛说再见了，盆腔炎也没有复发。

中医理论认为，女子以血为本，以血为用。气血顺畅，周流全身，和调五脏六腑，使脏腑功能键全、冲任通调，则无妇科疾病。如果气血不足或者气滞血瘀，废物和排不出的经血堆积在盆腔，就很容易滋生湿邪热毒，导致妇科炎症的发生。现代抗生素的治疗，只是注重消炎，而没有从根本上解决问题，所以炎症容易复发。而我推荐的这个方子，则是通过补肝肾、调经养血，从源头上来解决这个问题。

阿胶自古以来被称为“补血圣药”，历代帝王将相把阿胶列为延年益寿的滋补品。阿胶味甘，性平，入肺、肝、肾经，具有滋阴润燥、补益气血、改善贫血、抗疲劳、增强抗病力的功效。现代研究也表明，阿胶的主要成分为胶原蛋白及其部分水解产物，蛋白质含量为98.4%，还含有钾、钠、钙、镁、铁等营养物质，对增加血液的红细胞数、血红蛋白量有一定作用。但女性吃阿胶也要视情况而定，不能在月经期服用，服用期间要忌油腻食物。另外，新鲜的阿胶容易使人上火，引起口腔溃疡，体质偏燥热的人不宜吃。如果有脾胃虚弱、呕吐泄泻、腹胀便溏、咳嗽痰多、感冒的情况，最好不要服用。

鸽蛋味甘、咸，性平，具有补肝肾、益精气的功效，主要用于肾虚所致的腰膝酸软、疲乏无力、心悸失眠等症。相关研究资料表明，“鸽蛋含有丰富的氨基酸和维生素，是高蛋白低脂肪的珍品”。鸽蛋的蛋白质和脂肪含量比鸡蛋稍微低一些，但所含的钙和铁元素均高于鸡蛋。鸽蛋能增强人体的免疫和造血功能，适合病后体虚者食用。鸽蛋除了搭配阿胶外，还可搭配其他药材，具体方法：取鸽蛋两个，去壳，加入龙眼肉、枸杞子各15克，五味子10克（或冬虫夏草10克），隔水蒸熟，加糖调味食用。这个方子对于肾阴虚所致的腰膝酸软、头晕心悸、妇科炎症都有疗效。

不过，临床上盆腔炎多是热证，如果处于盆腔炎发作期，有发热、白带发黄量多、下腹胀痛、小腹两侧疼痛拒按以及舌红、苔黄等湿热瘀毒的表现，在没有进行任何清热消炎的治疗时，注意不要服用上述方子，同时忌吃辛辣、温补、油腻煎炸之品，而以清热祛湿为主，可取苦菜100克、金银花20克、蒲公英25克、青萝卜200克（切片）。上四味共煎煮，去药后吃萝卜喝汤，每天1剂，连服3～7天即可。

苦菜是一种可以入药的野菜，其味辛、苦，性微寒，《医林纂要》说它能“泻心解暑，去热除烦”，可清热解毒、凉血、祛风利湿、活血止痛，对失眠多梦、风湿骨痹、腰膝无力、便秘等症有很好的疗效。金银花、蒲公英是著名的清热解毒药，现代医学认为它们具有杀菌消炎的作用，而青萝卜有消积滞、化痰清热、利尿下气等作用。几样材料搭配在一起，对湿热瘀毒型的盆腔炎很有疗效。

第五章

男人腰痛老偏方，“肾”好腰背才结实

肾是“先天之本”，男人肾好，精力才旺盛。

为了整个家庭的幸福快乐，男性总要付出很多，在巨大的生活和精神压力之下，很多人会出现腰酸背痛的情况，这往往提示泌尿系统或生殖系统有问题。这时候首先要做的是尽快上医院检查身体，在接受治疗的情况下，也可以运用一些偏方来帮助康复。

我在这一章里主要介绍临床上常使用的具有辅助治疗效果的男性腰痛老偏方，希望对您有帮助。

29. 房事后腰酸背痛，吃熟地山茱萸炖鸭肉

症状：性生活后腰酸背痛（肾阴虚型），伴头晕目眩、盗汗遗精、耳鸣、咽干等

偏方：取熟地黄20克、山茱萸15克、鸭肉80克。将鸭肉洗净切块，同药材一起加水适量放入炖盅内，隔水炖3小时食用。每天1次，连服5天。之后每周2～3次，坚持两个月。

前段时间，朋友介绍了一个熟人来看病，这个患者三十多岁，已经是一家企业的总经理，可以说是年轻有为。我问他有什么不适，他说自己每次房事后总是感觉腰酸背痛，全身乏力，几天都恢复不了。他听别人说这是肾虚引起的，就吃了很多补肾壮阳的补品，可是效果却并不理想。

我告诉他，腰酸背痛不一定是肾虚，也有可能是普通的肌肉酸痛，或是由压力过大、身体受凉引起。男性出现腰酸还可能与男科病有关，具体原因要通过检查才能知道。就算是肾虚引起的腰酸背痛，也不能盲目乱补。肾虚分为肾阳虚和肾阴虚，肾阳虚是指功能出现问题，而肾阴虚是指精血物质缺乏，这两者的治疗方法是不一样的，肾阳虚患者可口服金匮肾气丸、右归丸，而肾阴虚患者则可服六味地黄丸、左归丸等，不能不加分辨乱服一气。

很多男性患者出现腰酸时，会以为是自己肾虚，就自行购买并服用一些市面上的“壮阳品”。事实上，阴虚体质的人根本不适合吃“壮阳品”。因为这会使阳火过旺，身体机能处于一种过度兴奋及活跃的状态，耗费体内津液，加重口干喉痛、手足心热、心烦失

眠等症状。

我仔细问了患者的身体状况，他最近大便干结，常常半夜起床小便，不仅如此，他还很爱发脾气，眼干涩，喉咙也发干，还有头晕目眩、盗汗遗精、耳鸣耳聋等症状。根据他的情况，我初步判断他的情况属于肾阴虚。但为了安全起见，我给他开了检查单，看看有没有其他内科疾病和男科病。

经过检查，他并没有什么器质性的问题，进一步辨证诊断，他的腰酸背痛是由于肝肾阴亏、虚火上升所致，治疗时宜滋补肝肾、养阴清热。我叫他吃些六味地黄丸或左归丸，不过这些中成药只能吃一段时间，不能长期吃。

我建议这位患者服用几天六味地黄丸，然后试试食疗方，比如熟地山茱萸炖鸭肉。取熟地黄20克、山茱萸15克、鸭肉80克。将鸭肉洗净切块，同药材一起加水适量放入炖盅内，隔水炖3小时食用。

经典的补肾阴中成药六味地黄丸，主要成分就含有熟地黄和山茱萸。熟地黄属玄参科植物，是一种上好中药材，性甘，味温，入肝肾经，有滋阴养血的功效，可治胃阴不足、血虚萎黄、心悸失眠、月经不调等，也可用于肾阴不足的潮热、盗汗、遗精、消渴等症。山茱萸又叫山萸肉，是中医临床中常用的一味药，有滋阴养胃、补益肝肾、生津止渴的功效，可用于腰膝酸痛、头晕耳鸣、健忘、内热消渴等症。山茱萸补力平和，壮阳而不助火，滋阴而不腻膈，收敛而不留邪，历代医家很喜欢用它入药，张仲景就用山茱萸为主药创制了金匮肾气丸。现代医学研究发现，山茱萸含有山茱萸苷、苹果酸、鞣质和多种维生素等有效成分，具有抗炎抗菌、增强免疫力等药理作用。

鸭肉营养丰富，含蛋白质、脂肪、钙、磷、铁、烟酸和维生素B_1、维生素B_2等营养物质。中医认为，鸭肉味甘，性寒，入肺、胃、肾经，有滋补养胃、补肾、消水肿、止热痢等作用。因此，凡体内有热的人都可多吃鸭肉，体质虚弱、食欲不振、发热、大便干燥和水肿的人吃鸭肉就更有益了。

我还告诫他，像他这样阴虚体质的人平时一定要注意饮食，忌吃辛辣刺激和煎炸爆炒的食物，多吃甘凉滋润、生津养阴的食品，如百合粳米粥、银耳红枣羹等。此外，还要多吃新鲜蔬菜和瓜果。只要坚持调理一段时间，情况一定会有改善。

他按照我说的回去先吃了几天药，又连服了一个星期熟地山茱萸炖鸭肉，感觉症状好得差不多了。之后他每个星期都会吃几次熟地山茱萸炖鸭肉，坚持了一个多月，再次过夫妻生活时，就没出现腰酸背痛的情况。

30. 肾虚阳痿腰痛，栗子核桃仁补一补

症状：肾虚引起的腰痛、阳痿、早泄

偏方：取栗子125克、核桃仁250克。将栗子蒸熟后，同核桃仁共捣烂成泥，制成丸子即成。每次食10克，每天3次。

不少人一出现腰痛，就直接奔医院的骨科照X光片，以为是腰椎出现了问题。直到医生说骨头没事，很多人才会联想到肾虚。

我有个朋友在医院的男科当医生，他说曾碰到一个四十来岁的男患者，这个男患者有一堆毛病，看了不少医生，健忘失眠看过神经科，食欲不振看了肠胃科，腰膝酸软看了骨科，视力减退、听力减退看了五官科，做了很多检查，都没查出什么毛病，用了各种开胃药、止痛片、眼药水后，症状非但没减轻，还出现了早泄、阳痿，就又来看男科。

西医认为，阳痿、早泄的原因很多，有的是由器质性病变，如前列腺炎、高血压、糖尿病和手术并发症等引起。朋友给该患者做了检查，没发现什么器质性病变。结合患者腰酸、失眠、视力减退、耳鸣、夜尿多等其他症状，他很快下了结论，这位患者的情况属于肾虚。

患者不太理解，他说他B超查过肾是没有问题的。朋友给他解释，西医认为，阳痿、早泄都是生殖系统问题，和肾没什么关系。但中医“肾”的概念很广，包括了生殖系统问题，许多中年男性出现腰痛、性功能障碍，就是因为肾虚。除了阳痿和早泄，肾虚者还

会出现早衰，容易健忘失眠、食欲不振、腰膝酸软、乏力。

这位患者经常腰痛，同时感觉腰里发凉，此外还有夜尿多的情况，这是肾阳虚最典型的表现。患者说他先前吃了太多药，想尽量少吃点儿药，问有什么食疗偏方可以治疗，也好让他长期坚持。朋友建议他回去取栗子125克、核桃仁250克，将栗子蒸熟后，同核桃仁共捣烂成泥，制成丸子服用，每次食10克，每天3次。另外，还嘱咐他回去吃点牡蛎、淡菜等补肾食物，多吃水果蔬菜，同时还要注意节制房事。这位患者坚持了一段时间后，肾虚腰痛、阳痿的症状明显好转了。

这个偏方的原理是什么呢？栗子是很好的食材。中医认为其味甘、性温，具有活血止血、养胃健脾、壮腰补肾等功效，一般用它来治疗口疮、虚寒泄泻、腰虚无力、筋骨肿痛等症。核桃也是补肾的佳品，享有“长寿果”之美誉。《医学衷中参西录》记载：“（核桃）为滋补肝肾、强健筋骨之要药。故善治腰疼腿疼、一切筋骨疼痛。为其能补肾，故能固齿牙、乌须发，治虚劳喘嗽、气利归元、下焦虚寒、小便频数、女子崩带诸证。”

从现代营养学的角度看，栗子富含钙、磷、铁、钾和糖、脂肪、蛋白质、维生素C等多种营养成分，可增强器官功能，其中的钙还可预防骨质疏松，对于肾虚腰痛有很好的疗效。而核桃的营养价值也很高，有分析说500克核桃肉的营养价值相当于鸡蛋2500克、牛奶4750克或猪肉1500克。栗子、核桃还含有锌元素，虽说含量不如牡蛎高，但比普通水果高出不少，对于缺锌引起的肾虚腰痛、阳痿、食欲不振都有很好的治疗效果。不过，栗子不容易消化，一次不要吃太多。核桃味甘、性温，易生痰助火，痰热咳喘、阴虚发热时不宜食用。

还要说明一点，导致男性腰痛、阳痿的原因有很多，肾虚只是其中之一，所以患者切勿盲目补肾壮阳。除了肾虚，阳痿还可能是由肝郁引起。朋友说在他的门诊常看到一些青壮年男性来看病，这些人并没有腰酸、耳鸣的情况，他们的性功能出现障碍多是由压力大、心情郁闷引起，患者常感觉胸闷，唉声叹气。对于这些人治疗时不能光补肾，还要从肝论治，注重疏肝理气。最好靠食疗解决，多吃橙子、柚子、金橘、玫瑰花茶等疏肝食物，同时多吃补肾的东西，坚持一段时间，相信会有疗效。

对于中老年男性，阳痿、腰痛多是因为肾虚。但需要注意的是，补肾要区分体质，肾虚分为肾阳虚和肾阴虚两种，肾阳虚者怕冷，容易腹泻、尿频，而肾阴虚者容易上火、口渴、大便干结，治疗方法是不一样的。这个我们在前面提到过，这里再次强调一下。

现在市面上治疗阳痿的药物，大多以温肾壮阳为主，常见的有鹿茸、鹿鞭、海马等。这些补品虽然补肾作用强大，但如果不对症，盲目服用，对于人体反而有害。有人对此作了形象的比喻，说壮阳药对人体来说就好比火柴对少油的灯，灯火不旺，你硬要用火柴头点火，只能解一时之需，待油尽后则性功能更弱。我曾听说过不少肾虚阳痿的患者因为不好意思去医院看病，于是就自行购买“壮阳药”和保健品，结果不少人补得脸长痤疮、咽喉肿痛、流鼻血，腰痛、阳痿的症状也加重了，有的甚至补出了前列腺增生的疾病。所以，无论中药还是西药，都最好不要盲目服用。

男性腰痛的原因很多，如果没有腰椎病、男科病、肾脏病等问题，那就要考虑是否由过度疲劳、睡眠不足或紧张持久的脑力劳动引起。对于这些问题，只要从饮食上调节，同时多锻炼身体，增强体质，注意休息，防止过劳，将失衡的中枢神经系统功能调整回来，就可以轻松避免腰痛。

31．西瓜皮加冬瓜皮，防治尿路感染腰痛

症状：尿路感染引起的小便异常、腰痛

偏方：

①取西瓜皮50～100克、冬瓜皮30克。将西瓜皮、冬瓜皮洗净，加水1000毫升煮沸，去渣代茶饮。适合小便短赤者服用，连服两三天可见效。

②取鲫鱼1条、冬瓜皮60克。将鲫鱼剖洗净，冬瓜皮洗净，一并放入锅内，加入姜、精盐和适量清水。将锅置于旺火上煮沸，再改用小火慢煮30～40分钟。每周服1～3次，适合湿热兼脾虚、水肿以及多次尿路感染者服用。

去年夏天，我丈夫的一位朋友胡先生忽然觉得腰痛，疼痛主要集中在腰骶部，他不太放心，就去附近的医院看病。医生怀疑他脊椎有问题，要他拍了片，结果并没有发现什么异常。医生说他的腰痛可能是劳累引起的，让他回家好好休息一阵观察观察。

胡先生回家之后，还是不太放心，想起我是医生，擅长治疗腰酸背痛，于是打了我的电话。我问他除了腰痛还有什么症状，他说这几天好像有点尿频，尿有点发黄，但每次的尿不多，还有点发热。我听他说后，建议他去医院做一个尿常规检查。胡先生觉得奇怪，腰痛跟这个有什么关系呢？我告诉他，泌尿系统疾病也会引起腰痛，最好去检查一下有没有尿路感染或肾脏疾病。

胡先生听了我的建议，第二天找了家大医院做了尿常规化验，还抽血做了肾功能检查，结果发现尿液中的白细胞高于正常值，其

他指标都正常。医生说他这是尿路感染，就给他开了左氧氟沙星。胡先生不明白这个尿路感染是怎么回事，不知道算不算大病，容不容易治好，于是又打电话向我咨询。

我告诉他，这个病很常见，相对于泌尿系统的其他疾病来说，治疗起来还是比较容易的。由于胡先生没有出现发热，只是出现腰酸背痛、小便短赤、大便干结的症状，情况并不是很严重，我就建议他最好不要吃西药。像他这种情况，完全可以靠中成药和食疗解决。治疗这个病的中成药很多，比如三金片就是很常用的中成药，如果反复感染，还可以配合吃些六味地黄丸。

食疗方也有很多，我建议他多吃西瓜、冬瓜，还可以取西瓜皮50～100克，加冬瓜皮30克，洗净后加水1000毫升煮沸，去渣代茶饮。这个方子适合小便短赤者服用，连服两三天可见效。

尿路感染属于中医的淋证，主要是湿热下注引起，在中医范畴中多属于淋证中的“热淋”。西瓜皮和冬瓜皮性寒凉，功效相近，都能清热利水。中医称西瓜皮为“西瓜翠衣”，是清热解暑、生津止渴的良药，而历代本草医书也记载冬瓜皮能治肿胀、消热毒、利小便。现代药理学研究发现，冬瓜皮富含糖类、蛋白质、维生素C等营养物质，具有利尿作用。西瓜皮中所含的瓜氨酸能增进尿素形成，具有利尿作用，可以用以治疗尿路感染、肾炎水肿、肝病黄疸等症。

不过，上述方子性寒凉，如果脾虚、湿热同时存在，可以在冬瓜皮中加鲫鱼煮汤。取鲫鱼1条、冬瓜皮60克。将鲫鱼剖洗净，冬瓜皮洗净，一并放入锅内，加入姜、精盐和适量清水。将锅置于旺火上煮沸，再改用小火慢煮30～40分钟。此汤补脾益气、利水消肿，特别适用于脾虚者食用。

鲫鱼富含优质蛋白，易于吸收，有健脾利湿、和中开胃、活血通络、温中下气之功效，对脾胃虚弱、水肿有益，适合慢性肾炎和营养不良性水肿患者服用。不过鲫鱼性微温，在感染急性期或者感冒伴有发热者最好不要吃。

除了上述汤品外，还可选择黄芪鲫鱼汤、鲫鱼赤豆汤、绿豆海带汤等。在饮食上也要多加注意，饮食宜清淡，多吃对身体恢复有益的食物，多食新鲜蔬果以及利水的食物如赤小豆、枸杞头、金银花、白菊花、蚌肉等。

我还提醒胡先生要注意避免憋尿，很多人一旦工作忙起来，常常会忘了上厕所，有的人为了减少上厕所的次数就不喝水，久而久之就容易发生尿路感染，胡先生说以后一定注意。之后他按我说的，吃了三天中成药，又坚持食疗了两周，很快就不再尿频，腰酸背痛也逐渐缓解了。

需要注意的是，反复尿路感染很容易发展为慢性病。中医把慢性尿路感染归于“劳淋”范畴，认为它是人体感受外邪与自身抵抗力下降双重因素所致。因此，如果多次出现尿频，在采用清化湿热方法治疗的同时，还要注意补益脾肾。多吃健脾补肾的食物，比如山药、栗子、核桃肉、葵花子、蜂蜜、黑芝麻等食物，可提高免疫功能，减少尿路感染的复发率。

32．尿路结石腰腹绞痛，可用金钱草煮水喝

症状：尿路结石引起的肾绞痛、腰部肾区痛

老偏方：每天取鲜品金钱草30克煎服，连服7天为一疗程，停服数日后再坚持服用，坚持两个月即可。

吴先生是我的一个老乡，常常会向我咨询一些治病问题。有一次，他对我说他只要一到冬天腰腹部就很痛，右侧腰部外侧酸胀不适，而且活动量一大疼痛就会加重，像是刀绞一样，并且经常突然发作。吴先生不知道这是什么毛病，以为是腰部出了什么问题，就赶紧去医院看病。主治医生很有经验，看疼痛部位主要是右肾区，就让他查肾脏问题，结果查出了右肾结石。

一般来讲，正常人的尿液中都会溶解一些物质，这些物质会因为各种原因而形成沉淀留在肾里边，如果沉淀越来越多，越来越紧密，最后就会形成尿路结石。尿路结石分为肾结石、输卵管结石、膀胱结石、尿道结石，吴先生得的就是肾结石。肾结石、输尿管结石常常会引起肾绞痛和腰痛，腰痛大多很剧烈，多向大腿内侧放射，严重时还会伴有大汗及恶心欲吐。

如果结石比较大，医生一般会建议手术治疗，而吴先生的结石比较小，所以选择保守治疗，他想起我懂中医，就问我中医是否有方法治疗。我对他说，对治疗尿路的小结石，中医还真是有个很灵的偏方。以前我下乡的时候，曾从一个老中医那里得过一个方子，他用这个方子治好过不少肾结石病例，原料就是金钱草，而且最好是新鲜的。

吴先生按我提供的方子，每天取鲜品金钱草30克煎服。服药两个星期左右，他在排尿时感觉尿道很不舒服，原来排出来的尿中有很多小沙粒，这些沙粒排了之后，吴先生的腰痛也减轻了。我让吴先生接着服药，两个月后他的尿中已经没有了沙粒，腰痛现象也消失了。

尿路结石属中医学石淋、血淋、癃闭、腰痛等范畴，多因肾气虚弱、湿热蕴结而成，表现为急性尿潴留、排尿困难及尿痛，常伴恶心呕吐、血尿、发热、寒战等。《诸病源候论》云："诸淋者，由肾虚膀胱热故也。"据临床观察，排石药材中效果最佳的首推金钱草。

金钱草又名遍地香、金钱艾，为唇形科植物活血丹带根的全草。金钱草汤的药效早已经过千年医学的验证。金钱草味甘、淡，性平，归肝、胆、肾、膀胱经。研究发现，其含有多量单萜酮及熊果酸、β-谷甾醇、多种氨基酸、鞣质、胆碱等成分，具有清热、利尿、解毒的功效，主要用于治热淋、石淋等证。

如果单一用药效果不大，也可配软坚消石药同用，有个药方就不错：取金钱草、石韦各30克，鸡内金、冬葵子、车前子（包煎）、猪苓、川牛膝各15克，海金沙（包煎）、地龙各20克，乌药、木通各10克，穿山甲5克，每天1剂，水煎两次，共取煎液800毫升，分2次服用。这个方子也是我从一位中医老前辈那里学来的，方中配以清热、利尿、理气、解毒的中药，治疗尿路结石可以收到良好的效果。不过，这个方子配用的药物较多，需要根据个人不同的体质辨证加减，服用之前最好咨询一下医生的意见。

其实，尿路结石的发生跟很多不良生活、饮食习惯有关，如果不改变这些习惯，光靠吃药是很难治好的，即使治好了也容易复发。研究发现，长时间喝浓茶容易诱发肾结石，因为浓茶可导致尿液中的草酸升高。平时吃太多高草酸的蔬菜，如菠菜、西红柿、马铃薯、草莓等，摄入太多动物蛋白和甜食，也容易得这个病。

得了尿路结石，最好戒烟戒酒，多喝水，特别是炎热的夏天更要多喝。多喝水可稀释尿液，降低钙离子和草酸根的浓度，防止草酸钙结石的形成。研究表明，增加尿量，可使肾结石发病率明显下降。注意，应该多喝白开水，而不是喝饮料，如果不喜欢喝白开水，喝饮料也要有选择，像橙汁、酸果汁、柠檬水就可以多喝，因为里面含有枸橼酸盐，有溶解结石的作用。

得了结石病也不要紧张，除了服用金钱草，还可多吃黑木耳、核桃等补肾、“克石”食物，以及碱性的蔬菜和水果，如胡萝卜、苹果、菠萝、山芋、黄瓜等。

33．荸荠赤小豆猪肚，缓解慢性肾炎腰酸痛

症状：慢性肾炎，蛋白尿，伴有全身水肿、尿少

偏方：取荸荠10个、赤小豆30克、猪肚1个。将猪肚切成丝，与荸荠、赤小豆同煮，炖烂服用，具有利水消肿、消蛋白尿的作用。间隔1天再服1次，服3次为1疗程。

几乎每个人都有过腰痛的经历，因为太常出现，所以很容易让人忽略。不过如果腰痛无缘无故地出现，还伴有乏力、尿少或小便带泡沫的现象，就要注意，这很可能是肾病的早期信号。肾病有很多种，症状也是不一样的，一般急性肾炎、肾结石患者的疼痛较剧烈，而一些肾脏慢性病的症状则不易发现，大多表现为慢性的腰部酸痛。如果忽视了这样的腰部酸痛，没有及时去医院检查，等病情变严重，治疗起来就会很麻烦。

我认识的一个小伙子就是这样，他常觉得腰酸背痛，不过这样的腰酸背痛并没有引起他自己和父母的注意。后来读高三那年，他在学校体检做尿常规检查时，查出尿蛋白（++），还有潜血，被诊断为慢性肾小球肾炎。他在家休学了半年，一直吃中药治疗，尿蛋白降到了1个“+”，不过腰酸背痛的症状却没怎么减轻。小伙子的阿姨认识我，知道我擅长治疗腰痛病，就问我有什么方法可以缓解一下腰痛。

我告诉她，小伙子的腰痛病既然是肾病引起的，治疗当然要从病根入手。她叹了口气说，这个病太难治了，总是复发，医生说饮食要低脂肪、低蛋白、低盐，现在孩子根本没胃口吃饭，孩子的妈妈也不知道应该给孩子煮什么吃。现在孩子只能把药当饭吃，整个

人看起来越来越肿，尤其是脸看起来很“胖”。

我听她说完，明确地告诉她，得了这个病不能完全指望药物，而要注意三分治七分养，一定要在饮食上调节，注意养脾补肾。中医认为，肾为先天之本，具有“留精”和“去粗”的功能，《本经疏证》就说过：“肾气者固当留其精而泻其粗也。”而慢性肾炎患者由于肾气不足，肾脏功能亏虚，精华物质留不住而随着尿液等排出体外，尿检中就会发现蛋白质这本该留在体内的营养物质。如果再不修好“肾”，任由精华物质长期流失，久了就会出现精神萎靡、耳鸣目糊、生殖功能减退、面色萎黄或苍白、体力和智力衰减等症状。

小伙子的阿姨听了我的话，觉得挺有道理，就请我推荐一个食疗方。我问小伙子还有什么症状，她说孩子最近排尿不正常，尿比较少，颜色也比较深。既然这样，我建议她回去让孩子试着吃荸荠赤小豆猪肚。做法很简单，取荸荠10个、赤小豆30克、猪肚1个，将猪肚切成丝，与荸荠、赤小豆同煮，炖烂服用，间隔1天再服1次，3次为1疗程。此方具有利水消肿、消除尿蛋白的作用。

听到赤小豆和猪肚，她有点疑惑，因为医生曾说过肾病患者要少吃豆类，包括黄豆、红豆、绿豆等，要适量补充优质蛋白，比如瘦猪肉、鸡肉、鸡蛋蛋白等，但要少吃动物内脏。可是上面方子里的猪肚不就是动物内脏吗？

我笑着给她解释说，肾病患者确实不能过量食用豆类，因为这会增加肾脏负担。中医也认为，肾喜欢温暖的东西，不喜寒凉、生冷物质。豆制品性质寒凉，特别是豆腐，由于加入了石膏这样的大寒物质，对肾有一定的损伤。但并不是所有的豆类和豆制品都是这样，像赤小豆就不同于其他豆类，它味甘，性平，在中医里是祛湿的，可治水肿胀满、脚气水肿、黄疸尿赤、风湿热痹，慢性肾炎患者是可以适量服用的。

而猪肚味甘，性微温，可补虚损、健脾胃，脾胃健旺则水湿可利。《本草经疏》说：“猪肚为补脾之要品。脾胃得补，则中气益，利自止矣……补益脾胃，则精血自生，虚劳自愈。”慢性肾炎伴发腰酸背痛，很多都是由虚劳造成的，精血亏虚严重，导致肾阳虚，即肾功能受损，所以患者吃些温和的猪肚可以补脾益肾，达到保健目的。我们并不需要担心猪肚蛋白质含量过高，因为每100克猪肚含脂肪5.1克、蛋白质15.2克，属于低蛋白低脂肪食物，和猪瘦肉（每100克含蛋白质17克）、鸡肉（每100含蛋白质22克）相比，猪肚更适合肾病患者。

至于荸荠，在这个方子中也很重要。荸荠性寒凉，可凉血解毒、利尿通便、消食除胀。研究发现它含有一种叫荸荠素的物质，对金黄色葡萄球菌、大肠杆菌及绿脓杆菌有抑制作用，是尿路感染患者的食疗佳品，对于小便淋沥涩痛、尿少者有一定治疗作用。慢性肾炎一般都是由于急性肾炎迁延未愈形成的，吃些荸荠有助于使毒素从尿液排出和炎症的恢复。

可以说，这个方子性温和，很适合慢性肾炎水肿、尿少的人食用，有健脾益气、利尿消肿、升高血浆蛋白、消除蛋白尿的作用。

不过在服用这个方子时，最好听取一下医生的建议，医生一般建议慢性肾炎患者不要摄入过量蛋白质，一天最多吃100克肉类就足够了。如果当天吃了猪肚，其他肉类就应相应减少。而荸荠、赤小豆都是有助于祛湿利尿的，但由于含钾量高，高钾者要少食，只在尿少、尿红时食用，等病情好转，就要更换其他食疗方。除了上述方子，慢性肾炎患者也可以吃冬瓜鲫鱼汤，同样可以利水消肿。平时还可多吃用小麦粉制作的馒头、纤维面，这些食物植物蛋白含量低，有利于病情的恢复。

34. 金银花野菊花，对付前列腺炎腰酸痛

症状：前列腺炎

偏方：

①金银花30克、野菊花15克、生甘草10克，水煎代茶频频饮用，当天服完。每天1次，连服3～5天。可治疗湿热引起的腰酸背痛、急性前列腺炎。

②经常喝苹果汁或食用苹果可补锌，对导致阳痿早泄、腰酸背痛的慢性前列腺炎有很好的疗效。

男性腰酸痛的原因很多，有时不一定是肾脏出了问题，而是生殖系统出了问题，比如患了前列腺炎。前列腺炎是成年男性的常见病之一，许多久坐不动的上班族很容易得这个病。这是因为久坐会引起前列腺长期充血，使盆底肌肉长期受到挤压，长此以往，人就容易得前列腺炎。此外，吸烟、饮酒、嗜辛辣食品、不适当的性活动、受凉、疲劳等也是这个病发生的重要因素。

我们小区郭大妈的儿子，平时有爱吃辣的习惯，所以经常出现上火的毛病，时不时因为口腔溃疡而来问我讨药方。两个月前的一个炎热的晚上，郭大妈来敲我家的门，她说她儿子前几天腰酸背痛、尿频尿急，昨天上医院检查出了前列腺炎，医生给开了西药。她心里想，西药常吃的话副作用可能比较大，问我有什么中药可以治前列腺炎。

我告诉郭大妈，不管中药西药，其实吃多了都会有副作用，而且一般来讲，药效越强的药物副作用也越大。不过这个说来话长，

我回到郭大妈儿子的病上，问她儿子是否还有其他问题。郭大妈说他最近上火，口腔溃疡又发作了，喉咙痛，有口臭，脾气急躁。我猜郭大妈的儿子得这个病和他爱吃辛辣食物有关，就推荐了个方子：取金银花30克、野菊花15克、生甘草10克，水煎代茶频频饮用，当天服完，每天1次，连服3～5天。

前列腺炎在中医里被称为白浊、精浊，主要是由湿热瘀阻引起的。方中的金银花、野菊花性质寒凉，具有清热解毒的功效，常用于治疗风热感冒、喉咙肿痛等症。而甘草在这里属于调和药，性质平和，使该方在清热解毒的同时，还可补脾益气、缓急止痛。

从现代医学的角度看，上述方子也有道理。前列腺炎主要是由于机体抵抗力低下，毒力较强的细菌或其他病原体感染前列腺，并迅速大量生长繁殖而引起的。经现代医学研究证实，上述偏方中的金银花、野菊花，都具有抗菌消炎作用，对多种致病菌如金黄色葡萄球菌、大肠杆菌、痢疾杆菌等均有一定的抑制作用。

郭大妈听了很放心地说回去要让儿子试试看，我嘱咐郭大妈，让他儿子这段时间少吃大葱、生蒜、辣椒、胡椒等刺激性食物，这些东西会引起血管扩张和器官充血，导致前列腺炎迁延难愈。另外，狗肉、牛肉、羊肉、海鲜等也最好不要吃，中医称这类食物为发物，多年的临床观察证实，多吃这些东西很容易加重病情。郭大妈点点头，说回去一定注意。过了几天后，她来亲自上门道谢，说他儿子已经没事了，腰酸、尿频的症状已经好多了。

现代医学研究认为，补锌也有助于前列腺炎病情的好转。前列腺是人体中具有内、外双重分泌功能的性腺，它每天分泌的前列腺液是构成精液的主要成分。国外通过一项实验研究发现，前列腺液中含有一定量的抗菌成分，这种抗菌物质是一种含锌蛋白，其主要成分是锌，它的抗菌作用类似于青霉素。而慢性前列腺炎患者的前列腺液中锌含量明显降低。所以，通过食疗补锌对此病的根治大有好处。

其实，补锌和中医补肾的概念并不矛盾，缺锌的表现和中医所说的肾虚相似，都会有阳痿早泄、腰酸背痛等症状。而补锌的食物跟中医补肾的食物也有许多是相同的，比如牡蛎含锌量高，也是中医认为补肾阴的佳品。建议慢性前列腺炎的患者多吃点瘦肉、鸡蛋、黑芝麻、核桃、花生等，这些食物有不同程度的补肾、补锌的功效。

另外，慢性前列腺炎患者还可多喝些苹果汁。国外的一项临床医学研究发现，苹果汁对锌缺乏症具有惊人疗效，这项研究被称为“苹果疗法”。与常用的含锌药物疗法相比，苹果汁的疗效更加显著，且苹果汁易消化吸收，容易被患者接受。

35．龙须茅根汤，对肾结石腰痛有疗效

症状：肾结石、膀胱结石、急慢性肾炎引起的腰痛、水肿等

老偏方：取玉米须30克，白茅根30克，红枣8个，倒入锅内加冷水1500毫升，煮沸后再用小火煮30～40分钟即可。每天1次，服用3～5天后间隔一两天再服用，坚持一个月。

泌尿系统结石是引起腰痛的常见原因之一，要解决这个问题，首先要做的事情是利尿排石。我的一个老乡老黄，几年前得过膀胱结石，他从一位老中医那里求到一个方子，吃了一段时间，膀胱结石就这么治愈了。

老黄后来向我推荐了这个偏方，叫做龙须茅根汤，具体方子我记下了：取玉米须30克，白茅根30克，红枣8个，倒入锅内加冷水1500毫升，煮沸后再用小火煮30～40分钟即可。千万不要小看这个偏方，临床上，许多医生在治疗急慢性肾炎水肿、胆囊炎、胆结石、泌尿系统结石等时，都会用到这个偏方中的一些成分。此方对"三高"患者来说，还有辅助降血压、降血糖、降血脂的功效。

半年前，有个患者腰痛得厉害，来找我看病，检查下来，我发现他有肾结石。他一听自己得的是肾结石，就还以为必须要通过手术来治疗，心里很是担心。我安慰他，B超显示结石体积并不大，所以他可以先试试保守疗法。我把龙须茅根汤这个偏方推荐给了他，但是他不太相信，认为那么普通的材料不可能治病。

我耐心地给他解释，中医认为，肾结石与肾虚、湿热、瘀滞

等因素有关。肾结石腰痛一般表现为钝痛、胀痛，疼痛发作呈间歇性。腰痛剧烈发作时多伴有血尿、恶心、呕吐和腹胀等。我看他舌头黄腻，大便干结，小便量少、颜色深，属于湿热内蕴的典型表现，而我所推荐的龙须茅根汤是专门针对湿热证的。

玉米是很多人喜爱的食品，大家只知道玉米粒营养丰富，却不知道，玉米浑身是宝。玉米须又称为龙须，是中药材的一种，有很高的食疗价值。中医学认为，玉米须性平而味甘，入肝、肾、膀胱经，有利尿消肿、平肝利胆的功效，主治急慢性肾炎、水肿、急性胆囊炎、胆管结石和泌尿系统结石等。现代研究发现，玉米须主要的有效成分是玉米须多糖，它具有利水消肿之效，可增加肾小球滤过率，抑制肾小管重吸收，从而达到增加尿液排出的效果。另外，玉米须对于草酸钙结晶有溶解作用。因此，玉米须对于肾结石等泌尿系统结石均有不错的防治之效。

而方子中的白茅根性寒凉而味甘，可凉血止血、清热解毒。药理研究证实，白茅根的水煎剂和水浸剂具有利尿、抗菌作用，因此对于水肿、热淋、尿血、黄疸、小便不利、热病烦渴等症疗效极佳。方中的红枣可缓和药性，使整个药方不过于寒凉，起到保护脾胃的作用；而且红枣本身就有很高的营养价值，可提高身体免疫力，有利于病情的好转。

这位患者听了我的解释后，放心回去服用，配合药物治疗。两个月后B超检查显示，他的结石消失了。我嘱咐他，为了避免复发，饮食上要注意清淡。只有改善了湿热体质，才能从根本上杜绝肾结石的复发。这位患者听了我的嘱咐后，回家好好地调理了一番，之后肾结石果然没有再复发。

还需要说明一点，上述方子只适用于湿热引起的结石、小便不利。如果患者还有肾虚等情况，则要通过饮食来补肾，肾阴虚者应多吃山药、桑葚、枸杞子，肾阳虚者应多吃羊肉、当归、栗子等。

36．吃油菜花粉，对付前列腺增生

症状：前列腺增生

老偏方：油菜花粉3～5克冲水口服，每天3次，一个月为一疗程，可长期服用。也可服用油菜花蜂蜜，每次一勺，用温开水冲服，每天1～2次。

关先生是我门诊的一名老患者，一天，他来我门诊开药，抱怨自己最近腰痛得厉害，排尿也出现困难，说自己一上了年纪，问题就一个接着一个。听了这话，再结合关先生之前的病历，我判断他的腰痛可能不简单，嘱咐他最好去查查看有没有得泌尿系统疾病。因为结石或者前列腺相关疾病也有可能引发腰痛。

关先生听了我的劝告，就去了泌尿科做检查。没多久，他拿着检查报告回来了，说他患上了前列腺增生，不过泌尿科的医生说情况不算严重，就给他开了些药让他先吃吃看。由于我和关先生也比较熟了，他对我很信任，所以他就拿着检查单让我也看一下，问我有什么建议。

我虽然不是治疗男科疾病的专家，但素来对民间偏方颇有研究，很多疾病的食疗方法我也大概清楚。我想了一下，首先告诉他，泌尿科医生开的药一定要按时吃，因为前列腺增生不是小事，发展下去后果非常严重，如果影响到肾脏，就可能会引发尿潴留、尿路感染、肾积水，甚至因梗阻性肾病而导致尿毒症等严重并发症。另外，有一个食疗方特别适合前列腺增生的保健。我建议关先生去找一个养蜂园，买些油菜花粉，每天取3～5克冲水口服，每天3

次，长期坚持。如果没有油菜花粉，也可用油菜花蜂蜜代替，每次将油菜花蜂蜜一勺用温开水冲服，每天服用1～2次即可。

关先生听了我介绍的偏方后，就回去试用了一段时间，也按时服用泌尿科开的药，排尿困难的问题逐渐缓解。一个多月后，我又见到了关先生，发现他精神状态比之前好多了，他说腰痛已经明显减轻。

虽然油菜花粉对于治疗前列腺疾病的疗效不错，但有些患者不理解，总觉得这不是药，效果肯定不如吃药好。但事实证明，民间偏方有时候并不比药物的疗效差。要知道，有些治疗前列腺病的药主要成分就是天然的油菜花粉。为什么油菜花粉可以治疗前列腺增生呢？这要从前列腺增生的发病机制说起。现代研究发现，前列腺增生的发生与内分泌系统调节和控制失调有关。而油菜花粉含谷氨酸、脯氨酸等二十多种氨基酸，可改善前列腺组织的血液循环，减轻水肿，缓解前列腺增生引起的尿道梗阻。并且，油菜花粉含有的黄酮类物质具有很强的抗氧化功能，也是前列腺增生的克星。

需要说明一点，油菜花粉虽好，但不是速效药，患者最好坚持服用，以期获得最佳疗效。不过服用花粉时还要注意，切不可用60℃以上的水冲服。有极少数的人对花粉过敏，如服用后出现阵发性喷嚏、流涕、眼痒、流泪、哮喘和皮炎等，要马上停服。

如果由于自身体质的原因，并不适合服用花粉或蜂蜜，也不用太担心，因为治疗前列腺增生不一定要靠某种药物或偏方，关键是要从生活上调养。中医认为，年老体衰、肾气亏虚、瘀血败精、劳力过度、情志刺激、外感六淫、饮食不节等都是前列腺增生发病的原因。患者可以从饮食入手防治前列腺增生，饮食注意清淡，多喝水，患病期间要多吃黄瓜、西瓜等清热、利湿、解毒的食物，少吃辛辣肥甘之品。还要注意补肾，多吃富含锌的食物，如南瓜子、腰果、牛排、脱脂奶粉等。

第六章

上班族老偏方，腰背疲劳一扫光

腰酸背痛不见了，工作才能更得心应手。

现在的上班族天天坐在办公室里工作，缺乏运动、过度使用电脑等都会引起身体的不舒服，比如鼠标手、肩周炎、腰肌劳损等。一般年轻人得这些病并不需要去医院接受特别的治疗，使用一些偏方就可以轻松解决问题。

在本章里，我将为您讲述上班族腰背疲劳的应对偏方，解除病痛，工作才会更有效率。

37. 学猫伸懒腰，久坐腰酸背痛好得快

症状：腰肌劳损（久站久坐、坐姿不良引起）

偏方：第一个动作，晨起趴在床上，撑开双手，合拢双腿并伸直，用力撅起臀部，使腹部尽量离开床，坚持数秒再放下臀部，反复做10～15次；第二个动作，双膝双手伏床，跪趴在床上，双肩保持放松，慢慢使躯干下沉，手可适当向前滑动，大腿则尽量与床保持垂直，做猫伸懒腰状。这两个动作可促进气血流畅，有利于腰酸背痛的好转。

很多上班族工作了一整天，身体疲惫，回到家总会感觉到阵阵难忍的腰背酸痛。有些人会怀疑自己生了什么病，为此紧张不安。其实，如果你年纪不大，也不用太紧张，这未必是患上什么病的信号，而是大多数上班族都会遇到的状况。上班族长期缺乏运动，精神压力大，久而久之，身体就会抗议，腰背酸痛是长期肌肉紧张的结果。

为什么在上班时间酸痛感觉并不明显呢？这是因为工作期间人的精神处于高度紧张状态，身体上的很多感受会被忽视。而下了班以后，精神开始放松，肉体就出来说话了，给我们“这里不舒服，那里也不太对劲儿”的感觉。

当然，腰痛的原因很多，比如腰椎病变、关节炎，甚至还有脊椎肿瘤，都会导致腰痛。不过这些问题大多出现在中老年人身上，年轻的上班族一般只是普通的肌肉酸痛，如腰肌劳损，还不算什么大问题。

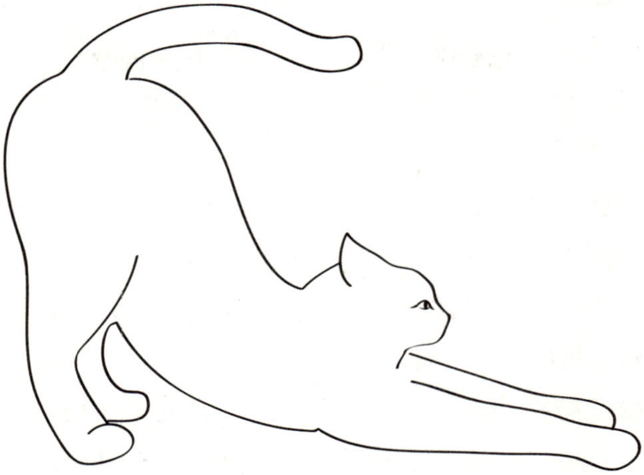

学猫伸懒腰，久坐腰肌劳损不用愁。

很多人一腰痛就想到吃药，弄几片止痛药吃一下，先把痛给镇住再说。其实吃药并不能从根本上解决这个问题。为什么呢？其实，上班族腰酸背痛，通常是懒得动引起的。因为工作的缘故，很多人要么站上一整天，要么坐上一整天，由于持续站立或久坐不动，血液循环不佳，腰部肌腱、韧带伸展能力减弱，局部就会积聚过多的乳酸（体内废物的一种），时间久了，腰肌的正常代谢就会受到抑制，腰肌劳损就形成了，这时人的感觉就是“腰痛”。

那有什么好方法解决这个问题呢？有句古话说，“流水不腐，户枢不蠹”，意思是说，常流的水不发臭，常转的门轴不容易遭虫蛀。其实对于人来说，原理也是一样的。人的大多数疾病都是由于气血不畅和瘀寒凝滞造成的，如果人也像“户枢”那样经常活动，让气血畅通，就不易生病，就能拥有旺盛的精力。所以，对于由运动不足引起的腰酸背痛，最好的方法就是运动。

但是运动也要讲究方法，不恰当的运动有可能会适得其反。

半年前有个年轻女患者来找我看病，她说自己一直在办公室工作，平时上班并不需要走动，家务也不多，平时月经正常，但近一年反复出现腰酸背痛，多次去医院检查都没查出什么问题，医生只是让她多运动。为了解决这个问题，她特地跑去健身房运动，结果坚持了一段时间，就感觉吃不消，运动后腰部酸痛加重，要休息很长时间才能缓解。

她的问题，就在于运动的方法错了。我告诉她，她腰痛的根源在于久坐，因为久坐会使腰肌处于高张力状态，久而久之就会导致慢性腰肌劳损。像她这样的情况，运动要特别讲究方法，如果运动的方法不对很可能会使疼痛加重。

慢性腰肌劳损的患者应当注意纠正不良的工作姿势，如久坐、弯腰过度、伏案过低等。适量运动对舒展筋骨有好处，但运动时间过长、强度过大，会使身体产生过多的代谢废物，这不但不利于康复，还可能会加重病情。

对于这名患者，我建议她不要再去健身房做高强度的运动。我们传统的养身保健运动也很多，其中不乏柔和、不激烈的运动，像太极拳、五禽戏等，都是比较好的运动方法。一听我提起太极拳、五禽戏，患者的眉头就皱了起来。我想到，现在的年轻人，大都没有耐心去做这些运动，所以得说点儿更实际的。

我告诉她，如果怕麻烦，可以只学一招，就是像猫一样伸懒腰，也一样能治疗腰肌劳损。猫是优雅慵懒的动物，有点女性的特性。估计大家都看过猫伸懒腰，它的背弓得很高，然后腰又拉得很长，这表明猫的脊椎骨之间韧带较松，整个身躯都是比较柔软的。腰酸背痛的人常学学猫伸懒腰，可以锻炼腰部，增强肌腱和韧带的柔韧性和弹性，而且还有减肥瘦身、缩小肚腩的功效。具体做法并不难，患者可以选择在早上起床时做。

第一个动作，晨起趴在床上，撑开双手，合拢双腿并伸直，用力撅起臀部，使腹部尽量离开床，坚持数秒再放下臀部，反复做10～15次；第二个动作，双膝双手伏床，跪趴在床上，双肩保持放松，慢慢使躯干下沉，手可适当向前滑动，大腿则尽量与床保持垂直，做猫伸懒腰状。这两个动作可促进气血流畅，有利于腰酸背痛的好转。

上述动作只适合在家里做，如果上班时腰酸背痛怎么办？这个时候也有个简单的办法，就是找一面墙，脚跟靠墙站好，尽量使后背、颈部、头都靠在墙上，坚持一小会儿，就会觉得腰背轻松许多。还有一招叫“呼气鞠躬”，大家也不妨练练。可以坐在椅子上做，也可以站起来做，两腿稍分开，两上肢上举，其延长线与地面垂直。深吸一口气，然后一边呼气，一边慢慢弯腰做鞠躬的动作，头部尽量低向两大腿中间，共做5次，最好每隔一两小时就做一次。呼气鞠躬是个很好的锻炼腰椎的运动，可以增强肌腱和韧带的柔韧性，作用原理和“猫式懒腰”相似。

常常腰酸背痛的上班族，除了要避免久坐、久站、弯腰过度以及注意适度运动外，平时也要注意合理饮食，多吃粗粮和新鲜蔬菜、水果，多吃富含铜、锌和维生素C的食物，这些物质能更快地通过结缔组织的骨胶原纤维，把其他营养物质输送到背部的骨骼和软骨。另外，要少吃糖、酒精、白面制品和动物脂肪，这些东西会导致结缔组织酸化，关节软骨老化，久而久之，患者就会感觉腰酸背痛。

在这里还要提醒各位读者，急性腰痛发作时，不适合做太多运动，而按摩也并不适用于急性腰痛的治疗和保健。如果不是单纯的腰酸背痛，还有其他症状，则可能是一些内科疾病的征兆，比如肝、胆、胃、肾等器官出了毛病，就会引起腰痛，心、肺出了问题常常会引起后背痛。所以，患者最好上医院检查清楚再治疗。

38. 晨起腰酸背痛，艾枣茶助驱寒

症状：风寒型腰酸背痛，腰肌筋膜炎

很老很老的老偏方：取75克艾叶、15粒红枣（去核），加水大火煮滚后，再用小火煮20分钟，滤渣后当茶喝，喝3天停1天，如此喝15天可见效，严重者可坚持喝两个月。

今年夏天的一个周末，天气异常炎热，一个老邻居带着她的外孙来到我家。老邻居的外孙大学刚毕业，参加工作不久，这段时间早上起床时总是感到腰骶冷痛，手足不温。老邻居听说肾虚会腰痛，就想问我可不可以让她外孙吃补肾的中成药。

我告诉老邻居，腰痛不一定是肾虚。中医对腰痛的认识较为深刻，据古医书《备急千金要方》卷十九《腰痛第七》记载："凡腰痛有五：一曰少阴，少阴肾也；十月万物阳气皆衰，是以腰痛；二曰风痹，风寒着腰，是以腰痛；三曰肾虚，役用伤肾，是以腰痛；四曰臂腰，坠堕伤腰，是以腰痛；五曰取寒眠地，为地气所伤，是以腰痛。痛不止，引牵腰脊皆痛。"意思是说，腰痛可因感受寒湿、湿热，或跌仆外伤、气滞血瘀，或肾亏体虚导致。

经过询问，我发现，这名小伙子过去也常常腰酸背痛，不过疼痛常常出现在阴雨天气或寒冷季节，那么在炎热的夏天他怎么也会腰酸背痛呢？原来，他白天上班吹空调，夜晚睡觉也开着空调露背睡觉，寒邪侵入腰部，引起了腰酸背痛。从现代医学的角度来说，人睡觉的时候，神经系统呈放松状态，毛孔是微张开的，如果这时候风扇直吹或开着空调，风很容易进入体内刺激神经，使血管

收缩，使关节处气血的运行失调。时间久了，身体就会感觉很不舒服，早晨起来会出现身体发酸、落枕等问题。

很多人一旦腰痛就想到去医院检查，看看骨头有没有什么病变。但是对于年轻人来说，轻微的腰酸背痛一般不是因为骨伤，而是由于肌腱损伤。肌腱在中医中叫做“筋”，这种损伤用断层扫描检查是查不出来的，因为断层扫描只能照出骨伤，而对筋伤无法显影。这种筋伤腰痛和骨伤、关节炎相比并不算严重，疼痛一般是短暂的，不过如果长期如此，很容易发展为慢性腰肌筋膜炎。

临床发现，80%～90%的腰痛都是由于肌肉疼痛引起的。腰肌筋膜炎（又称腰部纤维组织炎、肌肉风湿病）指因寒冷、潮湿、慢性劳损而使腰部肌筋膜及肌组织发生水肿、渗出及纤维性变，临床上多见于青壮年患者。腰肌筋膜炎的疼痛特点是早晨起床就痛，活动后疼痛减轻，一般白天疼痛轻，到傍晚加重，长时间不活动或活动过度都可诱发疼痛，或因劳累及气候变化而反复发作。

其实慢性腰肌筋膜炎、腰肌劳损都是一个意思，都是“筋伤”，治疗方式也是一样的。这个病虽小，但如果反复发作，很容易加速腰椎的退变，天长日久，可能会引起腰椎间盘突出症或腰椎管狭窄症。对于这类风寒性腰痛，最好尽早治疗。

老邻居问我要不要让他外孙上医院查查，我给小伙子检查了一下，发现情况并不严重，就告诉她，小伙子这么年轻本就不太可能得严重的腰椎病，而轻微的腰痛症状完全可以靠按摩、运动、食疗来解决。我叫小伙子坐下，用手掌的大小鱼际着力，在腰痛部位的软组织上作自上而下的环形揉动，稍加一定的压力，反复揉动7～8分钟；再在腰背部做2分钟散法，使局部血液循环得到改善，达到温通经络、活血化瘀、消炎止痛的效果。揉完后，小伙子直说没那么痛了，腰背轻松多了。

看到外孙好点了，老邻居开心地问我那样是否就算治好了。我告诉她，这点儿按摩只能治标，效果是短暂的，只有祛除体内的风寒之邪，才能根治这个病。老邻居问我有什么好的偏方，可以让她外孙好得快点。于是我建议小伙子回去喝点艾枣茶，可以“打通气血”，缓解疼痛。方法很简单，取75克艾叶（中药房有售）、15粒去核红枣，加水大火煮滚后，再用小火煮20分钟，滤渣后当茶喝，喝3天停1天，如此喝15天可见效。

中医认为，外感风寒，会造成气血不顺，废物堆积在腰部就会引起腰酸背痛，而常喝艾枣茶可以帮助活血化瘀，缓解疼痛。艾叶是常用中药，被称为“医草”，常用于针灸，民间用拔火罐的方法治疗风湿病时也常用艾叶作为燃料。《本草从新》记载：“（艾叶）苦辛，生温熟热，纯阳之性，能回垂绝之元阳，通十二经，走三阴，理气血，逐寒湿，暖子宫……以之灸火，能透诸经而除百病。”这说明艾叶有通经活络、祛除阴寒、消肿散结的作用，常被用来治疗月经不调、痛经、风湿性关节炎等。

小伙子问，他只见过艾叶外用，怀疑艾叶内服的科学性。我笑着说，艾叶也是一种很好的食物，在南方传统食品中，有一种糍粑就是用艾叶作为主要原料做成的。现代实验研究证明，艾叶具有抗菌及抗病毒、护肝利胆的作用，还可止血、抗凝血，具有镇静及抗过敏作用。艾叶可用来做艾叶茶、艾叶汤、艾叶粥等，适量服用可以增强人体对疾病的抵抗能力。艾叶搭配红枣，保健功效更强。红枣含有维生素、矿物质、叶酸、泛酸、烟酸等营养物质，可提高人体免疫力，防治贫血和由缺钙引起的骨质疏松，具有扩张血管、软化血管的作用，对腰酸背痛有很好的缓解作用。

当然，任何东西都有两面性，长期使用艾叶也会有副作用。艾叶含有挥发油（香味成分），如果挥发油吸入过多，可能会对神经有抑制作用；而红枣多吃易生痰湿，难消化，容易便秘、湿热重、舌苔黄的燥热人士不宜食用。

我还嘱咐小伙子，回去后一定要注意腰部保暖，出汗及雨淋之后，要及时更换湿衣，擦干身体，还要多做腰部运动。我当即教了他一个简单的腰部运动方法：首先，两足微开站立，两手叉腰使躯干做前屈后伸动作，幅度由小到大；然后，两手叉腰，躯干做左右侧屈活动，活动幅度由小到大，至最大限度为止。做这个运动的时候，腰肌要放松。小伙子按照我说的回去勤加锻炼，并配合食疗。一周后，他的腰痛就缓解了。两周后，老邻居带了袋水果亲自上门答谢，笑呵呵地说她外孙的腰痛已经痊愈了！

39. 慢性腰痛行走难，杜仲猪腰煲靓汤

症状：肾阳虚型腰酸背痛，慢性腰痛

很老很老的老偏方：取杜仲15克、猪腰1～2个。猪腰洗净，剔除筋膜后切成腰花，用开水汆烫后洗去浮沫，与洗净的杜仲一起放进砂锅，加适量水熬汤服用，4天喝一次，坚持两个月可见效。

许多慢性腰痛的患者采用按摩、运动的方式治疗效果都不明显，疼痛一直时好时坏，甚至能持续好几年。其实，在中医看来，风寒、湿热入侵，或跌打外伤，都只是腰痛的标，而肾虚才是本，如果肾虚的问题不解决，只是在外面涂涂抹抹、揉揉按按，腰痛不会有根本的好转。肾虚是很多人都有的毛病，中医上说“腰为肾之府”，无论男女，只要肾一虚，就特别容易腰痛。肾主骨，骨生髓，肾精亏损，腰脊失去营养滋养，就很容易酸软无力。

一年前，有个报刊的编辑朋友来找我，他说自己从事该工作十多年了，腰痛了六七年，每当遇到加班，腰部就会绵绵作痛，虽然揉按后会舒服很多，但一旦运动量增大，或是扭到了，情况就会加重。为了治疗这个腰痛，他专门上医院拍片查了腰椎，没查出什么病变。后来，他看了一些健康类的电视节目，节目中提到肾虚会引起慢性腰痛。他又马上去医院检查肾脏，结果B超检查显示，肾脏正常。既然肾脏也没问题，那他的腰痛究竟是怎么回事呢？

我听了他的讲述后，笑着指出他的一个误区，中医说的肾虚和西医说的肾脏病是有很大区别的。中医所说的肾，概念很广泛，不只

包括肾脏，还包括了泌尿、生殖系统。所以，男人肾虚容易出现生殖器痛、阳痿、早泄、不育，女人肾虚则容易发生月经不调、痛经、闭经、性冷淡、不孕等。另外，泌尿系统疾病，如尿频、尿急、肾炎、尿路结石或感染等问题都可能引起肾虚，导致腰酸背痛。

中医学认为，“凡腰痛悠悠戚戚，屡发不已者，肾之虚也”，这种腰痛常由七情内伤、房事不节，或年老体衰、肾气亏损、气血运行不畅、筋脉失养导致。这位编辑年过五旬，经常加班，压力很大，常觉得腰部隐痛，局部发凉，喜温怕冷，双膝酸软，小便清长。我见他神疲倦怠，面色㿠白，手脚不温，舌淡苔白，于是建议他回去试试一个中药食疗方：杜仲猪腰汤。取杜仲15克、猪腰1～2个，猪腰洗净，剔除筋膜后切成腰花，用开水汆烫后洗去浮沫，与洗净的杜仲一起放进砂锅，加适量水熬汤服用，4天喝一次，坚持两个月可见效。

杜仲是补肾的常用中药，它性温，味甘微辛，有补肝肾、强筋骨等功效。现代医学认为，肾虚腰痛多数与肾上腺皮质激素水平的下降有关，而杜仲能兴奋垂体-肾上腺皮质系统，增强肾上腺皮质的功能。国外专家研究发现，杜仲含有人体必需的8种氨基酸和15种矿物元素。多种实验证明，杜仲对免疫系统、内分泌系统、中枢神经系统、循环系统和泌尿系统都有不同程度的调节作用，应了中医那句“久服轻身耐老”的论述。杜仲搭配猪腰，可谓是补肾的经典汤品。猪腰就是猪肾，其富含蛋白质、碳水化合物、铁、钙、磷、维生素等营养物质，有补肾精、通膀胱、消积滞、止消渴的功效，主治肾虚所致的腰酸痛，有益于骨骼保健。

这位编辑听了我的讲解，决定回去叫太太煮些猪腰给他喝。我提醒他，有的猪腰会有腥味，烹调前，应当先剔除猪腰中白色的部分，在烧猪腰时加入适量的黄酒以除腥味；如果猪腰非常腥，也可放少量醋，这样猪腰的腥味就可以被全部清除了。如果吃不惯中药，可以在汤里加入适量的红枣、姜片，这样能抵消中药的部分苦味。除了服用食疗方外，我还建议他回去后多散步，多扭动腰部。他回去后按我说的做，不出一个月，他的腰痛就没以前严重了。半年后再见，他说自己已经摆脱了腰痛的老毛病。

最后还要说明一点，肾虚分为肾阴虚和肾阳虚，上述方子性偏温，适合于头晕眼花、腰膝酸软、舌淡苔白等肾阳虚证；如果有潮热、盗汗、手心和脚心烦热、舌红苔少的症状，可能是肾阴虚，就不宜饮用此方了。

40. 湿热引起腰臀痛，牛膝丝瓜汤帮到你

症状：湿热型腰酸背痛，坐骨神经痛

老偏方：取牛膝20克、丝瓜200克、猪瘦肉50克。将牛膝去杂质，浸泡后切成3厘米长的段；丝瓜洗净，去皮，切块；猪瘦肉洗净，切片。将炒锅置武火上烧热，加入素油，待油烧至六成热时，下入姜丝、葱段爆香，再加入1800毫升清水，置武火上烧沸，然后放入丝瓜、肉片、牛膝煮熟，加入盐即成。每周服用2～5次，坚持一个月可见效。

一天，我正在科室紧张地忙碌，忽然接到郭女士的来电。郭女士是我门诊的“老顾客”，她在一家外企当主管，她说最近工作挺忙，老是觉得腰、背和臀部疼痛，到了夜晚也常常会被痛醒。她在家热敷过，但效果不佳。我对她说，像她这样的情况，应当赶紧抽空上医院检查，不能再耽搁。

下班前，她还真请假过来了。我让她趴在诊床上，试着在她腰臀部位按压检查，发现她的臀部深层有明显的压痛，这是坐骨神经痛的表现。

导致坐骨神经痛的原因很多，它如同发热一样，只是一种症状。坐骨神经痛分为原发性和继发性，原发性坐骨神经痛主要是由于风寒湿等引起的炎症所致，而继发性坐骨神经痛以腰椎间盘突出引起较为常见。坐骨神经是人体内最长的一根神经，从脊髓腰段的神经根发出，由臀部的梨状肌下方穿出，分布在大腿后方以及小腿、足部，正常人身体左右两侧各有一根。当腰椎间盘突出时，坐

骨神经根会受到压迫，发生充血、水肿以至粘连等病理变化。腰椎间盘突出的一侧腰部产生疼痛，经臀部向大腿后方放射，直到小腿和足部，患者有时还会感觉肢体麻木，以上症状在咳嗽时容易加重。如果坐骨神经痛反复发作，患侧下肢就很可能会出现肌肉萎缩，从而出现跛行的现象。

我给郭女士做了进一步检查，排除了腰椎间盘突出。腰酸背痛、臀部和下肢痛是典型的坐骨神经痛的表现，如果郭女士的情况不是腰椎间盘突出压迫神经，那问题究竟出在哪儿呢？西医不能解释这个问题，但按照中医的观点，坐骨神经痛分为四种类型，包括风寒、湿热、气滞血瘀、肝肾亏虚。郭女士长期居住在广州，尤其喜爱榴莲、芒果、烧肉等湿热的食物，她的疼痛还伴有灼热感，同时感觉身体困重、小便少而色深黄、舌苔黄而厚腻、胃口不好，遇到暑湿天气或雨天，症状就会加重，适度活动后可减轻。通过以上信息，我判定她的疼痛很可能是由湿热下注引起的，属于中医的湿热腰痛范畴。

我当即提醒她，以后没搞清楚情况，不要随便给自己治疗，热敷只对风寒引起的腰酸背痛有效，对于湿热型的风湿病和坐骨神经痛，使用热疗法只会适得其反，加重症状。湿热引起的肿痛，冰敷倒是合适的好办法。

我用常规方法帮她消炎镇痛后，给她开了中成药四妙丸，并嘱咐她回去喝点清热利湿的东西。四妙丸是在三妙丸的基础上发展而来的，三妙丸由苍术、黄柏、牛膝三味中药组成，可治两脚麻木、痿软无力的湿热痹证。而四妙丸除了有上述三样材料外，还增加了薏苡仁，利湿清热作用得到增强，故治疗湿热下注的两足麻痿肿痛的效果更明显。

郭女士问我有什么食疗方，于是我建议她喝牛膝丝瓜汤。做法是：取牛膝20克、丝瓜200克、猪瘦肉50克。将牛膝去杂质，浸泡后切成3厘米长的段；丝瓜洗净，去皮，切块；猪瘦肉洗净，切片。

将炒锅置武火上烧热，加入素油，待油烧至六成热时，下入姜丝、葱段爆香，再加入1800毫升清水，置武火上烧沸，然后放入丝瓜、肉片、牛膝煮熟，加入盐即成。每周服用2～5次，坚持一个月可见效。本方具有补肝肾、清热化痰的功效，对湿热型腰酸背痛、坐骨神经痛有疗效。

牛膝为苋科植物牛膝的根，性平，味苦、酸，归肝、肾经，专治腰膝疼痛、跌打损伤，能舒筋活血，有利尿通淋、补肾强精、通经活络之效。牛膝生用能散瘀血、消痈肿，现代药理研究证明它有抗炎镇痛的作用；而丝瓜有清凉、利尿、活血、通经、解毒之效。所以，牛膝搭配丝瓜，对于湿热引起的咽喉肿痛、小便短赤、腰酸背痛等症有很好的疗效。

值得注意的是，牛膝有怀牛膝、川牛膝、野生土牛膝三种。怀牛膝功效偏于滋补肝肾、壮腰膝，用于肝肾不足引起的筋骨酸软、腰膝疼痛。川牛膝长于活血通经、祛风湿，用于血瘀经闭及风湿痛，常用于虚火上炎或血热上冲之目赤、咽肿等症。至于野生土牛膝，通常生用，擅长泻火解毒。对于湿热型的腰酸背痛，可选用川牛膝。

41. 浑身疲劳无力，喝生地山药枸杞粥

症状：慢性疲劳综合征，食欲不振，浑身乏力，失眠烦躁（肝肾阴虚型）

老偏方：取生地黄20克，山药、枸杞子各50克，大米100克。将生地黄切碎，山药捣碎，和枸杞子、大米共放锅内加水适量煮粥，代早餐食。每天1次，坚持一周，此后可每周服用3～5次，坚持两个月。

有句俗话说，“年轻时用身体换钱，老了用钱换身体”，如今，为了生计，忽视健康的人不在少数。许多上班族年纪不大，却早早地像个老人家一样全身是病。

我有个老同学是个典型的工作狂，早些年他还身强体壮，这些年来他感到精力衰退，全身无力，行动迟缓，走起路来步态沉重，整天打不起精神，越来越没干劲。有时候休假，一连休息几天也不见精神恢复过来。他感觉到自己的身体状况大不如前，总怀疑自己得了什么重病，上医院检查身体，却没查出什么大毛病，腰椎没问题，也没有关节炎症。那这是怎么回事呢？后来，他上了一家大医院找专家看病，给他诊断为慢性疲劳综合征。

这个病在我们国家还算比较新鲜，在国外却已经有一段历史了。

多年前，美国发现了第一宗症状与感冒相似的病例，后来把它正式命名为“慢性疲劳症候群”。慢性疲劳综合征是亚健康状态的一种特殊表现，是以持续或反复发作的严重疲劳为主要特征的症候群，常伴有记忆力减退、食欲不振、腰酸背痛等症状。在中国，曾

有研究机构对深圳、上海、北京、广州等十大城市做过调查，发现白领是慢性疲劳综合征的“高危人群”。各城市人群慢性疲劳综合征发病率在10%～25%之间，其中深圳的情况最为严重，发病率高达25.6%，主要集中在科研、金融、新闻、公务员、广告、出租车等行业，其中有些企业的员工发病率竟高达50%以上。

慢性疲劳综合征，是由过度工作或运动造成严重疲劳的结果。严重的长期性疲劳，可能是其他病症的征兆。这种强烈的疲劳感如果持续半年或更长时间，患者就很可能同时出现轻微发烧、咽喉痛、淋巴结肿大、注意力降低、全身无力等伴随症状。

老同学看了专家，吃了药后，情况还是没有实质性的改善，就有放弃治疗的念头。后来，我知道了他的情况，就告诉他，这个病不能不管。要知道，身体长期处于疲劳状态，会造成体内激素代谢失调、神经系统调节功能异常、免疫力降低，感染疾病的概率也会大大增加。他问我有什么速效药治疗这个病，多少钱他都愿意掏出来。我笑着告诉他，光吃药对这个病没有大的效果，最重要是注意饮食、运动和睡眠，这三项只要有一项不注意，都不利于病情好转。

“四体不勤”已成为现代人的通病，现在的上班族出门依赖交通工具，上下楼靠电梯，上班躲在办公室里坐上一整天，根本没什么机会运动。运动医学专家认为，要想摆脱慢性疲劳综合征，运动是最有效的，因为运动可活动筋骨，使平时较少活动的肌肉得以松弛，消除局部疲劳、缓解压力。研究还发现，适量运动的人能比完全不进行体力活动的人减少27%的死亡风险，平均每天运动1小时，可延长两小时以上的生命。因此，我劝老同学一定要运动，每天进行至少1小时的体能活动，如爬楼梯、散步或打扫卫生等。

饮食上也要多下点工夫，不妨试试用中医的方法调治，可取得较好的效果。中医认为，慢性疲劳综合征是肝肾亏虚所致。肝藏血，肾藏精，精血可以互相转化。肝肾两虚就是精亏血少，在治疗上应以补肝肾、益精血、强筋骨、固本壮元、综合调理为主。

进一步的沟通之后，我发现他平时除了疲乏无力、腰酸背痛之外，还常常上火、失眠、烦躁、盗汗、手心烦热，这是典型的肝肾阴虚症状。于是我向他推荐了一个偏方，取生地黄20克，山药、枸杞子各50克，大米100克。将生地黄切碎，山药捣碎，和枸杞子、大米共放锅内加水适量煮粥，代早餐食。每天1次，坚持一周，此后可每周服用3～5次，坚持两个月。

这个方子中的生地黄有滋阴清热、凉血补血的功效，可用于热病烦渴、阴虚内热等证。生地黄含有多种氨基酸和铁、锌、锰、铬等多种微量元素，可以强心、利尿，还可以保护肝脏，降低血糖，全面增强机体免疫功能。山药健脾补肾，富含多种营养物质，《本草纲目》称其“补虚羸，除寒热邪气，补中，益气力，长肌肉，强阴，久服耳目聪明，轻身不饥延年”。至于枸杞子，它补肾益精、养肝明目的功效就更好了，是大众常用的保健中药。

需要提醒的是，生地黄性寒而滞，单独服用会损伤脾胃，引起便溏，不过和山药、枸杞子搭配，性质就较为温和，但也不可长期服用。方中的山药养阴能助湿，湿盛中满或有积滞、实邪者不宜用。山药还有收敛作用，感冒、大便燥结、肠胃积滞时忌用。另外，虽然山药本身很温和，但是因为它含有天然的类雌激素物质，如果女性过量食用，可能会导致子宫内膜增生等症状。

我提醒老同学，食疗时切忌长期依赖单一药方或食物，要选用对自己身体有益的食物综合调养。临床上很多人的症状不是单一的，有的人可能既有肾阴虚又有肾阳虚，平时除了容易上火、喉咙痛，还容易忽冷忽热。这种情况可能是阴阳两虚，调养时既要吃滋阴补肾的东西，又要多吃滋补肾阳的东西。饮食上要注意清淡、少盐，少油腻，可多摄取黑色食物，如黑芝麻、桑葚、黑豆、黑米以及山药、枸杞子、栗子、猪腰、羊腰、核桃等补肾食物。上火时可用枸杞子泡菊花喝，有滋养肝肾之效。

还要注意一点，在中医学上肝肾是相生的，而肾和脾又息息相关，因此，要多吃养脾胃的食物，如五谷杂粮和蛋白质含量比较高的食物，这样有利于病情好转。老同学听了我这番话后，当即有了治疗的信心。后来，他专门在家休养了一段时间，使用食疗配合运动的方法来保养自己。到再次上班时，他特地告诉我，自己感到神清气爽，浑身疲惫无力的症状一扫而光。

42. 书本垫脚站一站，巧治腰椎间盘突出

症状：腰椎间盘突出症，长期腰痛、腿痛、腿麻

偏方：拿一本2～3厘米厚的书，放在地板上，然后两只前脚掌站上去，脚跟留在地板上，保持一段时间。

这几年因为腰椎问题来医院看病的年轻人越来越多了，尤其是那些经常坐在办公室里工作的白领。本来，久坐不动就容易造成腰肌劳损，加上饮食不规律，如果又是年轻女性，平时喜欢穿高跟鞋、背大包，腰椎的负担就更重了。

上个星期，我接诊了一个年轻的腰椎间盘突出症患者，这位病人才二十多岁，因为长期腰痛、腿痛、腿麻来看病。刚开始，我以为她是一般的腰肌劳损，但在给她做检查时发现她有腰椎侧凸和直腿抬高试验阳性的体征，于是劝她去拍片检查，结果证实她患的是腰椎间盘突出症。因为膨出的腰椎间盘压到椎管内的相关神经，所以出现腰痛、腿痛等症状。

当时这位病人怎么也不相信这个诊断，她问我，腰椎间盘突出症应该是常发于老年人的病，怎么自己也会患上。说实话，我比她还不相信呢，年纪轻轻的腰椎就出现这些问题，年纪大了还得了？不过我没有这么对她说，而是换了个说法，我告诉她，虽然腰椎间盘突出症常见于老年人，但年轻人如果长期不注意腰椎的保健，缺乏锻炼，走路姿势、坐姿不正确，腰椎间盘也会出现问题。

我们的脊椎是由一节一节的椎体组成的，每两节椎体间都有一个圆鼓状的椎间盘，椎间盘的中间是髓核，外周是多层的纤维环。好好

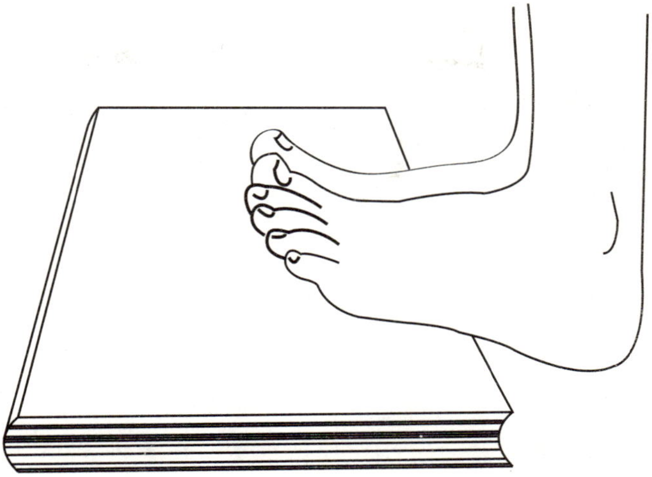

脚掌下面垫本书，腰椎间盘突出好得快。

的椎间盘怎么会“突出”呢？这是由于脊椎的血液循环不畅，椎体内压升高，导致髓核和纤维环出现退行性病变造成的。形象地说，脊椎就像一个弹簧，一环一环地卷在一起，如果局部长期受到压力，就会变形，向一个方向弯曲出去。而造成这些的原因往往就是久坐、缺乏锻炼和负担过重等。腰椎间盘突出一旦形成，就是不可逆的。如果情况严重，髓核和纤维环会进一步膨出或突出，压迫椎管内神经，纤维环如果破裂，髓核就可能游离于椎管内，非常危险。

听到这些，病人显得很着急，连连问我腰椎间盘突出要怎么治疗才好，是不是要做手术，电视里说的那些治疗腰椎间盘突出的药膏、治疗仪有没有用，可以用气功治疗吗……听着她连珠炮似的发问，我摆摆手，让她先安静下来，然后告诉她，腰椎间盘突出症没有她想象中那么恐怖，不是每个病人都要动手术的。像她的情况严格来讲属于腰椎间盘膨出，髓核还处在纤维环的约束当中，且没有出现椎管狭窄的情况，因此可以采取牵引、理疗等保守治疗来解除椎间盘突出对神经的压迫。

尽管可以采用保守治疗，但腰椎间盘突出的治疗还是没那么轻松，像牵引、理疗等治疗方法都必须在医生指导下进行，而且初期应当每天坚持，但是很多年轻的病人都没法每天抽出时间来治疗，所以近年来也多了一些家庭“自助”式的治疗方法，以帮助患者在家中巩固治疗效果。

我随手拿起办公桌上的一本书，比划着对病人说，如果哪一天没有时间过来医院做牵引，回家后就要自己锻炼。拿一本2～3厘米厚的书，放在地板上，然后两只前脚掌站上去，脚跟留在地板上，保持一段时间，中途可以休息一下。这个书本垫脚的站立方法，其实是对高跟鞋“反其道而行之”。很多年轻女性都不知道，长期穿着高跟鞋，身体前低后高，为了保持平衡，身体的重心就会偏移，这就加重了腰椎的负担，容易导致腰椎移位、生理弯曲改变等情况。腰椎间盘突出的患者有不少都有腰椎侧移、生理弯曲改变的情况出现，因此纠正腰椎的位置，就能取得一定的治疗效果。

前脚掌垫上书本，身体前高后低，有助于纠正患者腰椎的位置，坚持锻炼就能够纠正腰椎的生理弯曲，改变椎间盘和椎管神经的相对位置，防止椎间盘突出加重。

除了这个办法，还可以试着睡觉时垫腰。我们前面说过脊椎就像一根长长的弹簧，椎间盘突出就是局部长期受压导致的，那么能不能适当地给一些方向相反的压力，再让脊椎逐渐复位，恢复到原来的形状呢？在椎间盘突出的初期，这样的治疗思路是完全可行的，最起码能够在很大程度上缓解症状。

比如我们可以试着用一条毛巾，将一根硬质的棍状物包裹起来，睡觉的时候将它垫在腰部椎间盘突出的位置，这样就形成了一个反向的助推。当然，这个棍子在起初不能用太粗的，毛巾也不宜太厚，随着治疗的进行，可以根据个人的情况，对棍子的粗细和毛巾的厚度进行调整，以使用后觉得舒适、有效为宜。

43. 落枕按手背，奇穴治颈痛

症状：落枕

老偏方：双手五指自然交叉，以拇指在下方的手为准，该侧食指指尖落在对侧手背的位置就是落枕穴。以手指按摩该穴位10分钟，或用棉签头刺激该穴位并作按摩，可缓解落枕引起的颈痛和颈部活动受限。

落枕是很常见的颈椎疾病，我们科室治疗过的落枕病人很多，对这样的病人，一般采取按摩松解和手法复位就可以使颈痛、活动受限的症状得到明显的缓解。有些病人觉得按摩和复位后脖子舒服了很多，以后脖子有什么问题就去按摩一下、扳一下（手法复位），这其实是不妥的，我最近见到的一个病人，就因为按摩、扳关节太频繁而闹出病来了。

这位病人因为落枕的问题来找我，按照常规处理方法，我先让实习生给她按摩一下颈部的肌肉。实习生按摩的时候，我问他觉得这个病人的颈椎怎样。实习生告诉我，这个病人的第4、第5颈椎有明显压痛，颈椎周围的肌肉较松软，脖子转动时关节有弹响声。听完实习生的回答，我问病人是不是经常落枕。病人很诧异，她告诉我，的确是经常落枕，一个月总要去按摩两三次脖子，每次按摩技师给她按摩完，她都会觉得脖子舒服很多。听到这里，我劝告她，以后最好不要去外面的私人按摩诊所按摩脖子和扳关节了。

我这么说可不是怕私人按摩诊所“抢了我的饭碗”，而是因为这位病人的颈关节韧带已经不能再折腾了。在我们的颈椎关节周

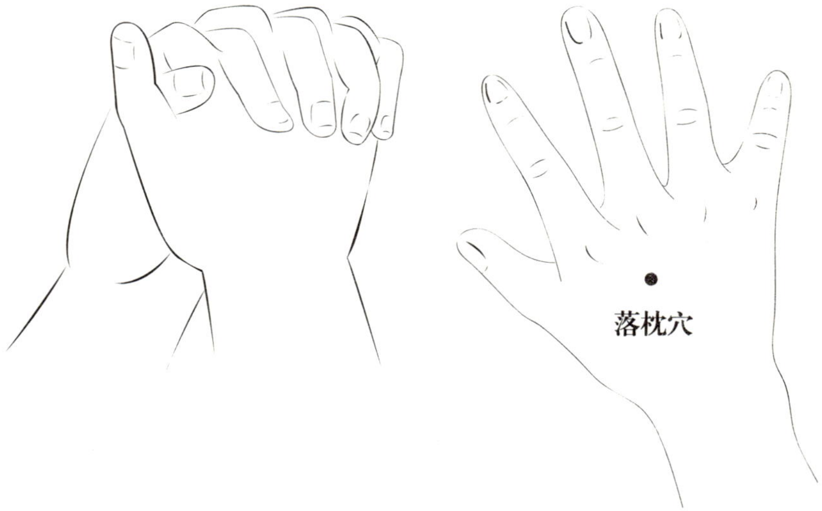

按按落枕穴，落枕很快好。

围有着紧密的关节韧带，这些韧带连接着关节和肌肉，有辅助颈部活动和固定颈椎关节的作用。而太用力、太频繁的按摩和扳关节会使关节韧带变得松动，这样颈椎关节就容易错位，如果睡觉的姿势不好，枕头位置不良，或者颈椎活动太大，就会比正常人更容易发生落枕、关节错位、移位等颈椎病症。这位病人之所以经常发生落枕，就是由按摩的力度太大、扳关节太频繁导致的。

针对她的情况，在实习生按摩完后，我告诉她不适宜再使用扳颈椎的手法来治疗，但可以使用其他方法来缓解脖子痛的情况，这个方法就是按摩刺激落枕穴。落枕穴顾名思义就是治疗落枕的穴位了，这个穴位和传统的经络腧穴有点不同，属于经外奇穴，位置就在手背侧第二、第三掌骨之间，掌指关节后约1厘米处。我们也可以简便取穴，方法就是双手五指自然交叉，以拇指在下方的手为准，该侧食指指尖落在对侧手背的位置就是落枕穴。

我先帮病人按摩了一下落枕穴，我刚按下去，病人就表示有明显的酸胀感，我告诉她，这就是落枕时穴位的一个反应，如果是平时，这种酸胀感不会那么明显。按摩了10分钟左右，我再让她自己按摩另一只手的落枕穴，然后再指导她缓慢地活动脖子，按“十字形”的轨迹，分别往上、下、左、右四个方向活动脖子一分钟。病人当即表示脖子痛和活动受阻的情况有了很大改善。

为了巩固疗效，我建议病人回去后可以自行用棉签头按压刺激双手的落枕穴，然后再加以按摩，并缓慢活动脖子。落枕、颈椎错位、劳损等颈椎病症都和平时的生活习惯有关，所以平时要注意颈椎关节、颈椎韧带以及肩颈肌肉的保健。要想减少落枕的情况，选择一个能保护颈椎的枕头是关键；其次，平时注意坐姿，不要长时间伏案工作，颈部活动时不要太用力，速度不宜太快，不要突然甩头或者大幅度地转动颈部。按照“十字形”或者“米字形”的轨迹进行颈部活动，有助于颈椎的放松和保健，能预防多种颈椎病症。

44. 空调太冷脖子痛，陈醋热敷见效快

症状：脖子受凉，颈部肌肉紧张、疼痛

老偏方：

①可直接加热陈醋，然后将毛巾浸泡后拧干，敷在患处；也可以在患处先涂上一些陈醋，再用热水袋或“发热包”敷上。

②吴茱萸枕：将吴茱萸叶2千克装入布袋中制成枕头，夜晚枕之入睡即可。

十几年前，颈椎病一般高发于冬天，很少人会在夏天来看颈椎病。可是现在，夏天竟也成了颈椎病的高发季节，这主要是由夏天天气热，人们习惯长时间吹空调导致的。

前几天，在某银行工作的余小姐来找我看病，她跟我抱怨说，办公室的冷气实在太厉害了，她在上班时坐的位置正好就对着空调口，而且因为她的岗位是在窗口，服装和发型都是指定的，脖子必须露出来，这样半天下来，脖子就麻木了，突然一动，脖子的肌肉就痛得厉害。

办公室的空调开得太冷导致脖子受凉是很多上班族都会遇到的状况，由于温度低，导致脖子肌肉紧张，血液循环不畅，再加上长时间坐着不动，就会引起脖子僵硬、胀痛、发麻。如果脖子长时间僵硬，血液循环不畅，就容易引起慢性颈椎劳损。

对于这种情况，最好的应对方法就是在冷气房内加一件披肩或者外套，防止脖子着凉。如果像余小姐这样，要穿制服上班，脖子

不能遮挡的话，那么可以在休息时和下班后采取一些保健治疗的方法来减轻颈部肌肉的劳损。比较好的方法就是进行热敷，这种方法看似简单，但却非常有效。有些病人听见我叫他们回去用热毛巾或者热水袋热敷患处，都不以为意，但其实热敷的作用是很明显的。

颈痛、背痛和腰痛，总离不开脊椎和脊椎周围肌肉的劳损或病变。肌肉和脊椎是互相影响的。颈部肌肉在长期受凉和不活动的情况下会僵硬、疲劳，不能给予颈椎足够的保护和支持，从而导致颈椎受损。而颈椎受损的时候，因为活动受限或者压迫到血管和神经，所以也会影响到颈部肌肉，引起肌肉酸痛、僵硬等症状。热敷利用的是热胀冷缩的原理，使肌肉变得放松，因此可以最直接地加速血液循环，缓解脖子酸痛、麻木的症状。

临床上还有一个验方，就是用陈醋热敷患处，这比单纯的热敷更有效。这个方法也很简单，患者可直接加热陈醋，然后将毛巾浸泡其中，拧干后敷于患处；也可以在患处先涂上一些陈醋，再用热水袋或“发热包”敷上。陈醋热敷的原理目前尚不清楚，一说是因为陈醋含有的醋酸成分能使肌肉更放松，并能预防炎症和水肿。在临床上，陈醋热敷对颈椎病、骨质增生等病的治疗效果是很明显的。

除了这个方法，也可以试试用吴茱萸枕治疗。吴茱萸枕的做法很简单，将吴茱萸叶2千克装入布袋中制成枕头，夜晚枕之入睡即可。《中华本草》记载，吴茱萸叶具有散寒止痛、疏肝下气的功效，主治厥阴头痛、脘腹冷痛等症，因此，用吴茱萸叶做成的枕头对于颈椎病、头痛患者的治疗和保健是很有益的。

对于上班族、“冷气族”而言，颈椎病的早期症状一般体现在颈部肌肉的酸痛麻木上，一定要对此引起重视，在午休时或在家中对颈部进行热敷，并经常活动颈部，注意保暖，就能有效预防颈椎病的发生。

45. 抱膝躺一躺，背痛不求人

症状：背部肌肉紧张、疼痛

偏方：平躺，屈膝并把膝盖靠近胸前，用双手抱膝，维持这个姿势约1分钟，然后慢慢向两边侧身转动数次，再恢复平躺。

肩颈痛、腰痛的时候，我们常会自己动手揉几下，或者活动一下脖子，甩甩手臂，转一下腰等，这样疼痛可以有一定程度的缓解。但背痛的时候，想自己揉两下可就难办了，背部的肌肉本来就少，而且自己的手也够不到，要想按摩背部就非得要人帮忙不可。脖子、肩膀和腰至少可以活动、放松一下，但背部要活动的话，光动手显然不够，还要配合膝盖的动作才行。

最近我接诊了一位经常背痛的女病人，我注意到，这位女士一进诊室就把一只大大的挎包放在了椅子上，长长地舒了一口气。在看病的过程中，我检查了她的脊椎状况，并拍了片，诊断她为背肌劳损，胸椎生理曲度改变。接受数天针刺和艾灸治疗后，病人的情况有了一定的改善。她跟我反映说，每天早上起床时不觉得痛，但是下了班，疼痛就开始变得明显，特别是单肩背挎包的时候，疼痛更让她难以忍受。而且她自己一个人在外面住，背痛时想揉一揉或者活动一下，都无从下手。

听到她这样说，我就让她去诊床上躺下，屈膝并把膝盖靠近胸前，用双手抱膝。维持这个姿势约1分钟后，然后慢慢向两边侧身转动数次，再恢复平躺。病人重复做了几次这个动作，起来时表示自己背部的肌肉得到了活动，感觉轻松了很多。

跟颈痛和腰痛相比，背痛在脊椎病中比较少见。因为背部的位置低于肩颈部又高于腰部，属于胸椎段，平时比较难活动到这个位置，所以很容易忽略，如果长期采用不良的坐姿、站姿或者背太重的东西，就容易损伤背部肌肉和胸椎。当出现背痛的时候，比较有效的方法是平躺休息，然后屈膝于胸前，仰卧片刻。这个方法是背痛的康复疗法，通过改变体位舒展、放松胸椎和背部的肌肉。如果在仰卧屈膝的同时，再适当向左右两边侧身活动，会加速局部的血液循环，获得更好的治疗效果。

背痛往往是长期坐姿不良或背负重物造成的，现在的上班族长期坐着工作，又很少运动，这严重影响了脊椎的健康。我建议这位病人最好改变一下生活习惯，一是换掉现在这个大挎包，改用双肩包，最好是符合人体工程学设计的双肩包，这样能使脊椎处于一个相对平衡的状态，免受伤害；二是平时适当做一些有益脊椎的运动，如前面提到的抱膝仰卧。此外，游泳、骑自行车时，脊椎都会处于一种自然平衡的状态，这对背痛、颈痛和腰痛都有一定的保健作用。

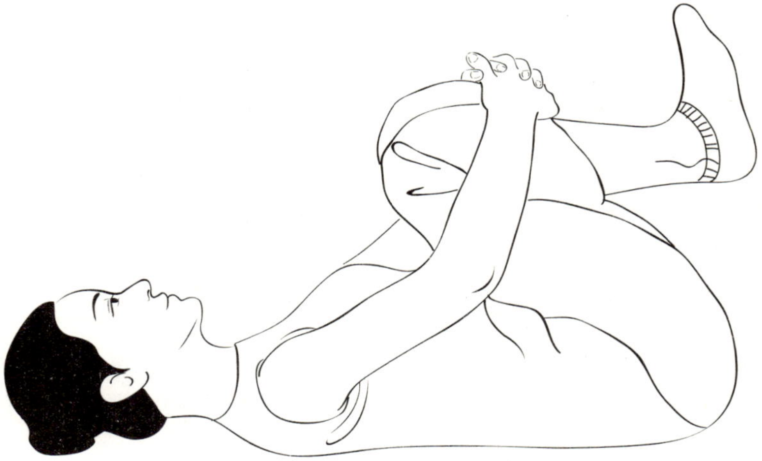

抱膝躺巧治背部疼痛。

46．学学梳头洗脸，也能治肩痛

症状：肩部痛，抬手困难

偏方：

①手肘弯曲，慢慢地向后绕过头部，再回到原来的位置，就像我们平时梳头，将头发往后梳的动作一样，先“梳”肩痛的同一侧，然后再“梳”另一侧。

②曲肘，手掌放在脸前方，以肩部带动手掌做画圆的动作，就像用手掌洗脸一样。

有一天早上我刚去单位上班，正准备巡房时，护士小萍就跑到我诊室来。我看她没精打采的，想起她昨晚才值过夜班，就让她快回去休息，不用帮我准备了。小萍听我说完，有点不好意思地告诉我，她是想找我看病的。她说自己的肩膀已经痛了一个星期，晚上睡觉都睡不好，因为昨晚值夜班要写报告就忙了半宿，今天早上竟然发现手都抬不起来了，她怀疑自己得了肩周炎。

听完小萍的话，我就先让她坐下来休息一下，等我巡完房之后再给她看看怎么回事。大约半小时后，我回到诊室，给小萍检查了肩膀。我让她先试着把手抬起来，抬到大约70°时，小萍就说手痛抬不了了。我让她先维持这个姿势，然后让她学着我做，手肘弯曲，慢慢地向后绕过头部，再回到原来的位置，就像我们平时梳头时将头发往后梳的动作一样，先“梳”肩痛的同一侧，然后再“梳”另一侧。

连着做了十几次这个动作后，我让小萍休息一下，然后让她再

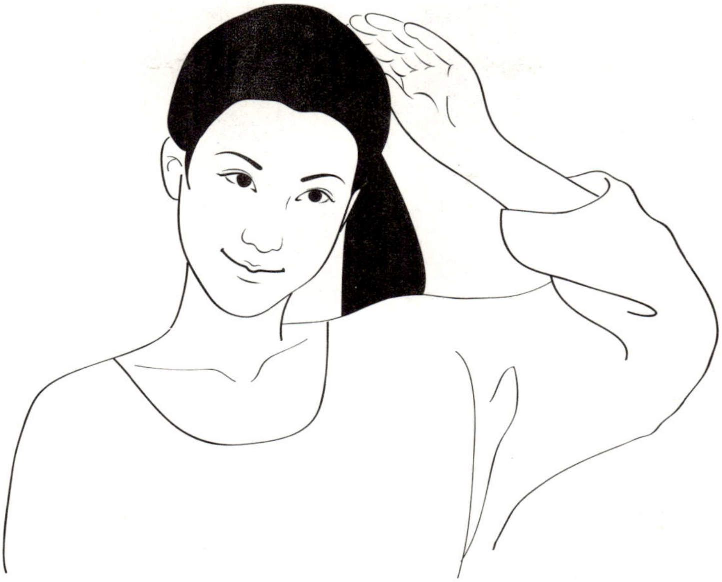

模仿梳头洗脸的动作，肩痛不求人。

试着把手举起来。这一次，小萍顺利地把手完全举起来了。看到自己的手臂好了，小萍很开心。我告诉她，她并没有得肩周炎，只是劳累导致肌肉紧张、疼痛，从而限制了关节的活动。这个“梳头”的动作本来是用于真正的肩周炎患者的康复治疗，原理就是通过活动肩颈部的肌肉，使其得到放松，以此缓解疼痛和关节受限。我建议小萍时不时做一下“梳头”的动作，特别是工作一段时间后，这样就能有效缓解肩颈痛并预防肩周炎和颈椎病。

肩颈痛经常出现在一些手臂长期作业的人当中，例如手工业者、经常打字的文员等。因为手部频繁地劳作，肩部就得不到活动，处于一种固定状态下，导致肌肉容易紧张和痉挛，从而引起肩颈疼痛。如果不注意采取一些措施，肩颈痛很容易发展成颈椎病、肩周炎等。

我又告诉小萍，除了“梳头”这个动作，还有一个“洗脸”的动作，也对缓解肩颈痛很有效。方法就是曲肘，手掌放在脸前方，以肩部带动手掌做画圆的动作，就像用手掌洗脸一样。这个动作也能加强肩关节的活动，并锻炼肩部肌肉，对放松、缓解肩痛，预防肩周炎都有不错的效果。

47. 屁股久坐疼痛，抬腿活动巧缓解

症状：假性坐骨神经痛，臀部麻木、酸痛

偏方：坐在椅子上，腰挺直，靠在椅背上，然后抬起小腿，和椅子平行，重复抬腿动作1分钟后再站起来行走。

过去我们常说一些年轻人是“猴子屁股”——坐不住，不能专心学习和工作，整天都想往外跑；而现在的年轻人，不少都变成了“大象屁股”——推不动，上班坐了8个小时，回家也是窝在沙发上看电视、玩游戏等，长时间地维持坐姿，所以就坐痛了屁股，坐麻了脚。

一天上午，我的诊室里来了一名年轻的患者，他说今天早上感觉臀部突然刺痛，连路都走不了，就怀疑是坐骨神经痛，于是赶紧上医院来看病。我给病人检查了一下，他的臀部有明显的压痛点，坐着时疼痛加重，但和坐骨神经痛不同的是，他的痛感不是从腰部直达脚踝的，而且腰部也没有压痛点。我又问了病人的病史，得知他平时上班需要久坐，臀部时不时会有酸痛的感觉。因为昨晚天气热，他只穿着短裤吹空调睡觉，结果今天起床时突然觉得一侧臀部像电击一样疼痛，连抬腿都困难。

假性坐骨神经痛的病因主要是久坐和肌肉受凉，久坐引起臀部的臀小肌劳损，臀小肌受冻后发炎、肿胀，会压迫到坐骨神经，引起臀部痛和腿痛。因此治疗和预防此病的关键就在于消炎止痛。我先让实习生对病人的臀部进行按摩，由于臀部肌肉比较厚，光用手指是不够的，必须要用手肘来按。按摩了一会儿后，改用红外线

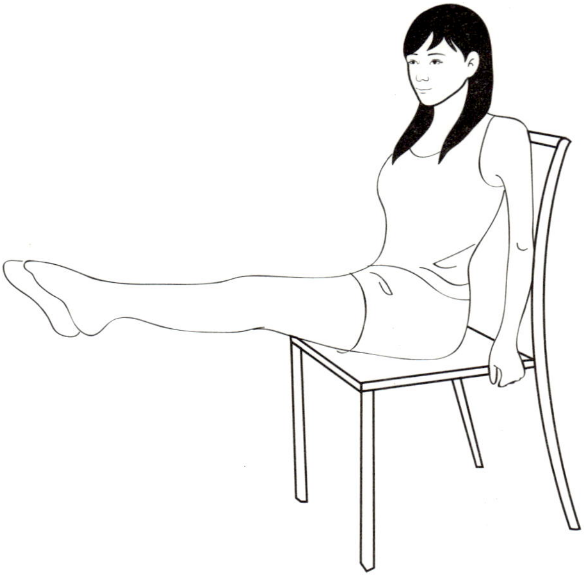

抬腿活动可明显减轻久坐臀部酸痛。

灯照患处30分钟，之后患者表示肌肉痛的情况改善了很多。我又指导他坐在椅子上，腰挺直，靠在椅背上，然后抬起小腿，和椅子平行，重复抬腿动作1分钟后，再站起来行走。做完以上这些，患者表示抬腿动作轻松了很多。

按摩、红外线灯照和抬腿运动，都是常用的治疗假性坐骨神经痛的方法。按摩可以令紧张的肌肉放松，减小臀小肌对坐骨神经的压迫。红外线灯照一是为了消炎；二是让肌肉受热，促进血液循环。抬腿运动也是为了放松并活动臀部及大腿的肌肉，达到缓解肌肉痉挛的目的。

这位患者跟我说，他是公司的网络技术员，经常一坐就是一整天，如果加班的话，坐的时间就更久了。坐得屁股痛的时候，他也想站起来活动一下，可看到公司里的同事各个都坐着，他也不好意思，所以就一直忍着。

我告诫他，这样的想法是不对的，久坐不动，不光会对臀部肌肉造成压迫，也容易导致腰椎间盘突出。突出的腰椎间盘一旦压迫到坐骨神经，就变成真正的坐骨神经痛了，那时再治疗，难度就要大得多。我建议患者每工作2小时就起来活动一下，每次活动持续10分钟以上。

如果工作环境不允许进行大动作的活动，至少也要在椅子上做一下抬腿的动作，也就是上面我给他治疗时的第三个步骤。这个动作比较隐蔽，也不需要什么大的场地，工作一个小时左右，就可以做一下这个动作，有良好的保健作用。另外，平时也要注意保暖，不宜让臀部和大腿受凉。

48. 摇摇扇子，“摇”走鼠标手

症状：腕管综合征，手指麻木、手腕关节疼痛

偏方：模仿摇扇子的动作，前后左右活动手腕关节。每隔一两个小时做一次，坚持一周症状可改善。

张姨是我的一位老病人，这天，她和她孙子来诊室找我，我以为张姨风湿的老毛病又犯了，就让实习生先给她检查一下。可是，张姨告诉我，这次不是她看病，是她孙子。张姨的孙子小张刚工作没多久，最近发现食指和中指僵硬、疼痛、麻木，拇指无力，手腕痛，已经影响到了正常工作，所以张姨才带他过来找我看病。

我给小张检查了手腕、手指和颈椎，又作了屈腕试验，确诊他患了腕管综合征（鼠标手）。张姨一听诊断结果，就忍不住叹起气来，她跟我说：“现在的年轻人整天都在用电脑和手机，上班已经用了一天电脑了，回到家还是玩电脑、玩手机，玩得这么频繁，能不得病吗？”张姨说得有点激动，就一边掏出折扇来扇凉，一边又忍不住担心孙子，念叨着：“才刚工作就得这种病，以后可怎么办……”

我听张姨这样说，就劝她先不要太担心，小张的病情还不算严重，只要现在开始改变生活习惯，并进行治疗，症状就会有很大改善，并不需要动手术。我建议小张采取针刺、艾灸和康复锻炼的方案来进行治疗。我指着张姨的折扇对小张说：“这就是你治疗鼠标手的良药了。”他们俩都纳闷了：“鼠标手和折扇有什么关系呢？”我让他们不要着急，听我慢慢道来。

腕管综合征，是指手腕的腕管因为炎症和变形，导致管内的空间变狭窄，使从腕管中通过的正中神经和血管受到压迫，从而引起手腕和手指的刺痛、麻木。腕管综合征多见于用手频繁的劳动者，现在则多见于经常用电脑的人士，所以又叫做“鼠标手”。我们在用鼠标的时候，手腕常常处于一个不良的位置，腕管收到挤压，如果使用鼠标的时间太长，按键太频繁，就容易诱发腕管综合征。手腕长期处于不良的位置、缺乏活动、手指作业太频繁是鼠标手主要的病因，针对这几点，注意腕部的位置、增强手腕的活动和锻炼是治疗的重点。说摇扇子对鼠标手有治疗作用，是因为摇扇子时，手腕以一定的频率活动，一方面能放松手腕的肌肉和韧带，另一方面能使腕管不容易出现病变，改善腕管狭窄的情况。

现在夏天时，大家都喜欢吹空调、吹风扇，用扇子的人少了很多，但是老一辈的人仍然喜欢使用扇子，所以他们当中尽管有不少人原先都是手工业劳动者，却很少会患上腕管综合征。张姨本身是个怕热的人，从年轻时就经常扇不离手，没想到这在不知不觉中就锻炼了她的手腕，起到了预防腕管综合征的作用。

鼠标手最初以手腕痛、手指麻木或有刺痛、烧灼感为特征，手腕背曲时疼痛加剧。病情严重时，可出现手指活动障碍、无力、手掌肌肉萎缩，甚至手掌完全失去知觉。因此我们在平时应尽早采取预防措施，多做一些手腕部的保健运动。有次跟一位患者聊天时说到鼠标手，他说自己以前是程序员，因为感到用鼠标时腕部很不舒服，他就尽量用键盘的功能去代替鼠标，结果很有效。另外，电脑族可以在用鼠标时加一个手腕垫，以减轻手腕的压力。这些小方法有一定的作用，但预防鼠标手最根本的办法还是养成良好的习惯，不要太长时间使用电脑。

第七章

日常保健老偏方，筋骨疼痛有妙招

生活中遇到的小毛病，求医还不如求己。

在平时的生活中，我们每个人都可能遇到过以下情况，比如腿脚抽筋、闪腰、运动后浑身酸痛、感冒时肌肉痛等。虽然疼痛并没有严重到让人难以忍受的地步，可也着实会让人吃尽苦头。对于这些病，即使不去治疗，它自己也会慢慢痊愈，但是通过一些偏方，我们就能大大缩短康复所需的时间。

本章中精选了一些专门治疗日常腰腿筋骨痛的偏方，绝对安全有效。

49. 运动后肌肉酸痛，不妨喝点醋

症状：运动后肌肉酸痛，疲劳

偏方：饮用适量姜醋，也可以用果醋加清水制成饮料来饮用。

时下的年轻人有不少都缺乏运动，偶尔运动一次就觉得浑身酸痛，这样就更懒得运动了。其实，运动后肌肉酸痛是很正常的现象，休息一两天酸痛就可以消除。如果想快一点消除疲劳，也可以在运动后慢跑一会儿，或者做按摩、洗热水澡等。

我们医院里最近组织了一场职工篮球赛，以科室为单位组建球队参加。我原先想我们科室有不少年轻小伙，这次肯定能取得不错的名次，可我一看报名表，居然只有一个人报名。我们的老主任也急了，在开会时特地提到这件事，他问那几个年轻的医生为什么都不积极运动。一个小伙子不好意思地说，他们这批比较年轻的医生最近都在准备考试，白天上完班晚上还要复习，要写论文，如果再去打篮球训练的话，回去浑身酸痛得都看不了书。原来是这个原因。老主任听完就对他们说：“咱们中医院的医生还怕搞不定一个肌肉酸痛吗？”于是就让几个年轻医生下班后都去训练，到时主任会带他的“独门秘方”来给大家治肌肉酸痛，保证药到病除。

既然主任都这么说了，几个年轻人当然也不好再推脱，我们这些年纪大些的医生为了鼓励年轻人，也打算去给他们打气助威。当天下了班，几个年轻人就都跑到篮球场上训练起来。等他们练习完，累得跑不动的时候，主任和他太太就带着一锅姜醋来慰问大

家。原来，这就是他的“独门秘方”。

有个小伙子问：“姜醋不是女人坐月子的时候才喝的吗，怎么也可以治肌肉酸痛？”老主任笑而不语，我就在旁边给了小伙们一点提示，说这是为了清除他们肌肉里的乳酸。这下，他们终于明白了。

其实，姜醋消除肌肉疲劳的原理很简单。剧烈运动后，我们的肌肉里会产生大量的乳酸，它是一种由于肌肉内血液供应不足而产生的酸性物质。运动时，当乳酸增多并且未能及时排出体外时，就会积聚起来刺激到神经末梢，引起肌肉酸痛。所以，如果我们能加快肌肉中乳酸的消除，使血液循环加快，自然就会使肌肉酸痛减轻。

有好几种方法都可以加快乳酸的消除，如慢跑、拉伸、按摩、热敷和吃碱性的食物等。另外，醋中的枸橼酸可以分解乳酸，促进血液循环。中医也认为醋有活血散瘀的功效，所以有时我们会让一些关节炎病人用醋来泡洗。这次主任带来的还是姜醋，姜具有扩张血管、促进血液循环的功效，这就更加速了乳酸的消除。

果然，喝过姜醋之后的第二天，小伙们反映效果很好，早上起床后没有出现那种酸痛得厉害、手脚都抬不起来的感觉。这之后的几次训练，他们都靠喝姜醋来消除疲劳，在篮球赛上也取得了较好名次。

50. “背靠背”运动疗法，轻度闪腰不用愁

症状：急性腰部扭伤，腰痛

偏方：找一位家人来帮忙，先按摩一会儿痛处的肌肉，然后两人背对背站好，双方都将肘弯曲，相互套着手，患者放松，由家人弯腰将患者背起，就和体育锻炼时双人背运锻炼的姿势一样。在家人弯腰将患者背起的同时，患者的双足可向上踢。做完这个动作，如果感到身体放松，可休息一下后再做几次。

在搬重物的时候，我们很容易因为姿势不当而感到腰部突然一阵刺痛，这就是俗称的闪腰。有不少患者都对闪腰的感觉心有余悸，“一瞬间以为自己的腰椎都要断了”是他们常对我说的话，其实闪腰极少会造成腰椎骨折。如果我们在家中突然闪了腰，其实可以让家人帮忙，用一些方法巧治闪腰。

有一天晚上，我接到一位朋友的电话，说他刚刚在搬东西的时候不小心闪了腰，躺了一会儿后感觉好些了，但腰部在活动时还是痛，而且活动受限，他担心可能腰椎有什么损伤，问我这种情况要不要去看急诊。由于这位朋友的家离市区比较远，而且我根据他的描述来判断，情况应该不算严重。我就对朋友说，有个专治闪腰的方法很有效，可以一试。我让朋友找一位家人来帮忙，先按摩一会儿痛处的肌肉，然后两人背对背站好，双方都将肘弯曲，相互套着手，患者放松，由家人弯腰将患者背起，就和体育锻炼时双人背运锻炼的姿势一样。在家人弯腰将患者背起的同时，患者的双足可向上踢。做完这个

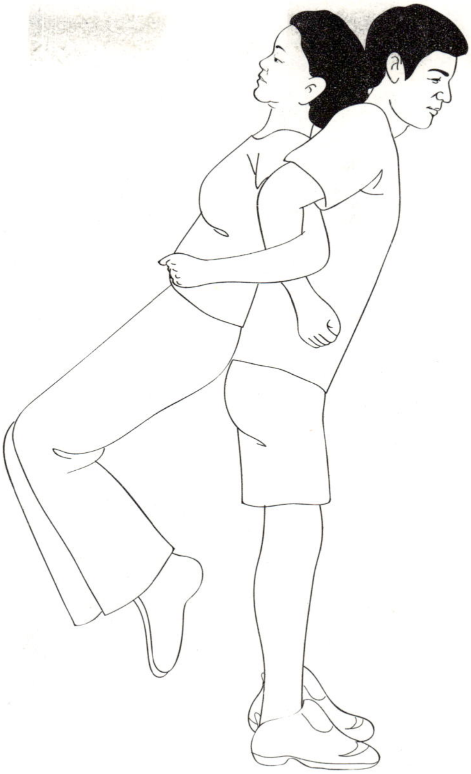

急性腰部扭伤，试试“背靠背”。

动作，如果感到身体放松，可以休息一下后再做几次。如果做这个动作时痛得太厉害，感觉受不了，就不要再继续。

他在家人的帮助下做了几次这个运动后，当即感到腰痛的情况好了很多，我又建议他今晚睡在较硬的床板上，不要睡软垫。第二天早上，他又给我打了电话，说腰部活动痛、活动受限的情况已基本消失。

腰部急性扭挫伤俗称闪腰，是生活中比较常见的急性症状，搬重物时姿势不正确，剧烈运动造成损伤、跌倒、冲撞等都有可能引发腰部急性扭挫伤。一般闪腰可分为三种，一是两侧腰肌的损伤，二是腰椎小关节的损伤，三是腰部深处韧带的损伤。程度较轻的腰部急性扭挫伤一般表现为腰部肌肉僵硬、疼痛，腰部活动痛、活动受限等，程度较重的腰部扭挫伤可表现为瘀血、腰部功能障碍，无法行走，卧床、翻身或下肢活动时疼痛剧烈。

日常生活中搬重物造成的闪腰一般就是腰肌损伤或腰椎小关节损伤，患者在症状较轻的情况下，可采取一些应急方法治疗，如立即卧床，用电吹风的热风吹患处或用热水袋热敷，都可起到缓和疼痛的效果。背靠背运动的疗法是腰部急性扭挫伤的家庭疗法之一，对于受损程度较轻的闪腰具有很好的疗效。这个运动能使患者的腰椎和腰部肌肉得到伸展与放松，纠正轻微的小关节移位，从而达到治疗效果。

背靠背运动疗法的操作简单，可在家庭中进行，但需要注意的是，如果患者有瘀血、皮下出血的情况则不宜使用这种方法，也不能采用热疗的办法，而应采用冰块冷敷作应急处理，并及时送院治疗。这种方法也同样不适合应用在年老者或骨质疏松患者身上，闪腰的情况较重，无法卧床、行走，翻身、下肢活动有剧烈疼痛的患者也应该尽快送院治疗。

51．失眠头痛脖子痛，换个油柑叶枕头

症状：长期失眠、头痛，慢性颈椎劳损，睡姿不良

老偏方：油柑叶1000克，晒干后缝制成枕头，睡觉时使用即可。

我们单位的医护人员都很注重养生保健，午睡可是我们的“优良传统”，不过午睡的床位可不是每个人都有。这天中午，我的朋友方医生就因为找不到睡午觉的床位而上我这里来了，还好我这里的两张治疗床还没给“抢”去，于是我就慷慨地让方医生在其中的一张治疗床上睡午觉。她还自带了私家枕头过来，我一看这枕头有点特别，拿起来沙沙作响，还有一股清香，就问她是什么好枕头。方医生告诉我这是她母亲特地给她做的油柑叶枕头，在外面可是买不到的。

市面上的药枕、保健枕我也见过不少，不过这油柑叶枕可是第一次听到，所以我就向方医生询问这个枕头的奥秘。原来，方医生因为工作量大的缘故，近几个月常常有失眠、头痛的情况，之前她还上我这来检查过颈椎，我发现她有颈椎生理曲度改变的情况，就劝她换一个有保护颈椎作用的保健枕。看来这个油柑叶枕，就是她后来专门弄来的了。

那么，油柑叶枕头的效果如何呢？方医生对我说，效果很好，油柑叶是她母亲老家的一种山货，老一辈的人很喜欢用它来做枕头，做成的枕头清凉舒适，油柑叶的气味也有助于心情的放松。而且，这种枕头还有普通枕头所没有的“塑型”作用，能在人枕上去

后形成合适的颈部曲度，对头颈起到保护作用，有助于保持良好的颈椎生理曲度。

失眠、头痛是困扰不少现代人的疾病，发病的原因有精神压力大、疲劳等。另外，颈椎病也可能引起失眠和头痛。方医生就是因为颈椎生理曲度的改变，使血管受到了压迫，因而才会出现失眠和头痛。用合适的枕头纠正颈椎生理曲度，对防治颈椎病、改善失眠和头痛具有重要的意义。

我后来去查了一些资料，了解到油柑叶又叫余甘子叶，是岭南一带的草药，可用于湿疹、疔疮、痔漏等的治疗。油柑叶价格便宜，取油柑叶1000克，晒干后缝进枕头里就可以用了。使用一段时间后，最好把油柑叶取出来晒晒太阳，再装回去，以延长枕头的使用寿命。民间用油柑叶来做枕头，主要是因为它气味清香，做成的枕头凉爽透气，尤其适合在夏季使用。

用油柑叶枕头来治疗颈椎病主要是取其质地疏松、自然成型的性质，其他的如决明子枕头、木棉花枕头等也有类似的功效。决明子为豆科一年生草本植物决明的成熟种子，性微寒，略带青草香味，内服可清肝明目、降压和降低血清胆固醇。由于决明子很坚硬，所以用它做成的枕头可对头部和颈部穴位起到按摩作用，对肝阳上亢引起的头痛、头晕、失眠及颈椎病的治疗均有辅助作用。至于木棉花，是不蛀不霉的纺织良材，用来做枕头可祛风除湿、活血止痛，长期使用可促进头部血液循环，对改善失眠、颈椎问题都有明显的作用。

52. 防风葱白煮粥喝，感冒身痛轻松治

症状：风寒型感冒引起的肌肉疼痛不适、恶寒、无汗、发热、浑身乏力

老偏方：取防风10克、葱白2～3段、粳米（大米）50克。先将防风洗净，加水适量，浸泡30分钟后煮15分钟，去渣留汁，加入淘洗好的粳米，用慢火煮成粥（约煮1个小时），放入切成小块的葱白和少许盐，调匀即可，葱白不宜久煮。每天食用1～2次，食用1～3天即可。

有天下午，一位老同学打电话给我，说他浑身都痛，坐也不是，站也不是，睡也睡不着，吃了止痛药也不管用，问我能不能通过按摩什么穴位来止痛。我问他好好的怎么会浑身酸痛。正这么问着的时候，电话那边传来一连串的喷嚏声，我这才知道原来他是感冒了。我跟老同学说，他差点就把我难住了，因为他一说身体有疼痛，我首先想到的都是颈椎病、关节炎，一下子没想到是感冒引起的疼痛。

闲话说完，我就让老同学说一说他的具体症状。原来，他昨天早上着凉了，今天就开始觉得有点迷糊，有喷嚏、流涕、怕冷、乏力、低烧的情况，后来就变成浑身酸痛。我判断他得的应该是风寒型感冒，这种情况只要采取对症治疗的方法就行了。

我告诉他，感冒时不少人都会有浑身酸痛、乏力的感觉，这其实属于炎症反应的一种，和劳损引起的肌肉酸痛是不同的，不能靠按摩来治疗。一般按照常规的感冒处理方法，消除炎症、发热，

身痛也就自然而然会消失。一般地说，治感冒的西药，基本上都有止痛的作用，可他吃了感冒药，身痛的症状依然没有改善，那就要另想办法了。我建议老同学让家人去外面的中药店买些防风，去市场上买几根葱，煮点防风葱白粥喝。取防风10克、葱白2～3段、粳米（大米）50克。先将防风洗净，加水适量，浸泡30分钟后煮15分钟，去渣留汁，加入淘洗好的粳米，用慢火煮成粥（约煮1个小时），放入切成小块的葱白和少许盐，调匀即可。每天食用1～2次，食用1～3天即可。

我同学听我说了这个方法，有点不以为意，他说这葱白粥治感冒是老人常用的偏方，不明白为什么我这个医生也用这种土方法。我说方法是“土”了点，可是效果是不错的。

对于用中药治疗感冒，一般人首先想到的是“清热”，但其实治疗感冒，尤其是风寒感冒，首先要做的应该是“解表”，清热反而是其次的。“表”一般是指感冒引起的头晕、恶寒、乏力、身痛等表证。风寒束表，就会让人有一种好像身体被什么东西束缚住的感觉，而解表药就是通过祛风散寒来解除表证。这款药粥里的防风具有解表透肌、祛散风寒、通络止痛的功效，尤其对感冒引起的身痛、乏力有很好的疗效，现代药理学的研究也表明，防风水煎剂能提高痛阈，具有镇痛效果；葱白是老一辈人常用的“感冒药”，和防风是很好的搭档，能增强防风的解表效果，使全身表证尽快缓解。两种材料和大米一起熬成粥，一来能使防风的寒性下降，温补脾胃；二来能借助米粥的温度，扩张鼻腔和咽腔的血管，帮助炎症消除，缓解鼻塞。

小小的一个土方子，含有的中医知识却不少。我同学喝过这个粥之后，给我打电话说，他出了一些汗，现在体温已恢复正常，人也感觉舒服多了。

53. 儿童生长痛，吃点蹄筋汤

症状：儿童在发育期关节周围的肌肉疼痛（关节本身没有压痛，排除骨折、恶性骨肿瘤、白血病和儿童关节炎）

偏方：猪蹄筋100克，山药干、党参适量，三七少许。猪蹄筋洗净、切块，和山药干、党参、三七一起加水炖煮两个小时左右，食用即可。每周服用3～5次，坚持一个月。

我在传统疗法科室时，平时遇到的病人多以老年人为主，其次就是上班族，偶尔也会碰到有些孩子过来看病。有人会觉得奇怪："难道小孩子也会腰酸背痛、手脚不利索吗？"确实如此，儿童在发育期可能会出现肌肉痛，我们称之为"儿童生长痛"。

上个月我们诊室就来了一个12岁的男孩，叫小舟。他的家长跟我们说，小舟在暑假刚开始不久就经常觉得腿痛、膝盖痛。刚开始，家人还以为那是他在外面玩太久太疯造成的，就让他在家里好好待了几天。结果小舟的腿痛、膝盖痛的情况还是没有改善，有时候痛得晚上睡觉都睡不好，家里人这才开始担心起来，马上带小舟来医院看病。

我仔细地检查了小舟的膝关节，并做了一些体表检查，没有发现异常的地方。为了保险起见，我又让小舟做了血常规检查和拍片检查，结果同样未见异常，于是我诊断小舟的疼痛属于生长痛。我对小舟的家长说，孩子发生这种情况是因为他们在生长发育过程中骨骼生长迅速，而周围的肌肉一时追不上骨骼生长速度，才产生牵拉痛感。这是一种正常的生理现象，家长可以放心，小舟没有生病，只是要进入青春期，要长高了。

听了我说的，小舟的家长松了一口气，他们又问孩子的腿痛要持续到什么时候，要是痛得厉害又该怎么办。我说生长痛持续的时间因人而异，时间短的可能几天就没事了，而长的可能要持续一两个月。要是实在痛得厉害，家长可以给小舟按摩一下腿部的肌肉，还有个食疗方对治疗生长痛很有效，可以一试。我让家长平时可以给小舟煮点蹄筋汤吃，用猪蹄筋，加上山药干、党参和少许三七，共同炖煮两个小时左右就可以吃了。

少年儿童在发育过程中的生长痛主要是由肌肉牵拉或代谢产生的乳酸堆积而形成的。这种疼痛对身体是无害的，只要注意休息，补充营养，等肌肉适应了之后，痛感自然就消失了。我介绍的蹄筋汤中，猪蹄筋味甘、性温，具有益气补虚、补脾肾、强筋壮骨的功效。现代医学研究发现，它含有丰富的胶原蛋白，能促进软骨生长、保护关节，且蹄筋的脂肪含量比肥肉低，容易消化吸收；山药干、党参是健脾开胃、补脾气的食物，能帮助消化，促进营养吸收和新陈代谢；三七是活血、祛瘀、止痛的常用药，能促进血液循环，缓解痛感。此外，多给孩子吃些蔬菜、水果，补充维生素C，也能减轻肌肉痛感。

儿童生长痛是比较常见的情况，如果孩子除了疼痛之外，没有关节的异常，又没有严重的家族疾病史，基本可以确诊。但家长们也需留意一些特殊情况：年幼的孩子骨折，他们可能会分不清肌肉痛和骨折痛；骨关节处有触痛可能是青少年关节炎；如果孩子伴有高热、营养不良、容易出血等，诊断时就要结合血液检查，以排除白血病、骨肿瘤的情况。

54. 内服外敷合欢皮，骨折肿痛消得快

症状：骨折、跌打损伤引起的肿痛、瘀血不消（没有开放性伤口）

很老很老的老偏方：

①合欢皮20克、骨碎补15克、桃仁8克、红花5克。三碗水煎成一剂，每天分3次服用。

②合欢皮50克、栀子10克、骨碎补30克。将药物捣烂成泥状，加医用酒精调匀，外敷于骨折肿痛处，每天换药1次。

我们总是在武侠小说看到这样的情节，全身筋骨折断的病人涂上“黑玉断续膏”，断肢就会再生，重新获得行走活动的能力。这膏药当然是作家杜撰出来的，要是真的存在，那真能造福太多人了。现实中虽然没有这么神奇的药物，但对大部分的骨折，现代医学和中医骨伤科的治愈率都是很高的。

一年前，我就曾以中医骨伤验方“合欢皮消肿方”治愈一位病人的骨折。这位病人是一名装修工，在工作的时候，不慎从折叠梯子上摔下，右脚先着地，当即出现右脚跟剧痛、右脚肿胀、膝关节活动受限的情况。他被工友送到医院，经X光片检查，医生发现他右侧胫骨外踝骨折，就帮他用夹板固定，并嘱咐他至少要休息3个月。但这位病人一来想快点恢复工作，二来右脚肿胀，不能活动，也给他生活上带来很多不便，就把他的想法告诉了我，希望我能使他快些消肿，恢复劳动能力。

我仔细检查了病人的伤口，结合他的病历，给出的治疗方案

以消肿、消炎、活血祛瘀为主，采用中医骨伤验方，以合欢皮、桃仁、骨碎补、红花4味中药为内服方，每天一剂。外用方也用合欢皮，再加栀子、骨碎补，将这三味药捣烂后，以医用酒精调匀，外敷于骨折肿痛处，一天换一次药。病人对此有点疑惑，他想知道合欢皮有什么作用。

我耐心地解释给他听，内服方以合欢皮、桃仁、红花、骨碎补合用，具有活血化瘀、强筋壮骨、清心宁神的作用；外用方以合欢皮、骨碎补、栀子合用，具有消肿止痛、清热解毒、修复创伤的作用。两个方都以合欢皮为主，虽然它没有三七、红花这些骨伤科药物那么常用，但其除了具有良好的活血、消肿功效外，还具有清心宁神、除烦、解郁的作用。《神农本草经》就记载其“主安五脏和心志，令人欢乐忘忧”，《本草纲目》记载其能“和血，消肿，止痛”。

病人因为脚部肿痛而无法工作，焦虑、抑郁的情绪很明显，这其实也会影响疾病的康复。中医理论认为，情志郁结能导致气机失调、瘀血阻滞，从而使伤口的瘀血肿胀迟迟不消。临床心理学也证明，通过对外伤病人进行积极的心理干预，使其消除焦虑、紧张、抑郁、愤怒等负面情绪，能使病人康复的效果优于没有进行心理干预的病人。借着这番解释，我也顺势劝导病人，对自己的病要有信心，不要总是担心工作的事，钱是挣不完的，先把病治好了，让家里人放心，比什么都强。

听完我的解释，病人表示会按照我开的方子去服药的。一周后复诊，病人骨折处的肿胀已基本消除，我让他继续按原方用药，一个月后他再来复诊时已经可以不用拐杖自行行走了。

“合欢皮消肿方”也同样适用于一般的跌打损伤造成的瘀血、肿痛，我在临床上应用曾屡屡获得成功。此方最巧妙的地方就是考虑到了情志对病情的影响，在治外伤的同时，不忘调理情志，使病人的心理变得积极乐观，这在不知不觉中就帮助了外伤的康复。

55. 做个“O”形垫，不怕尾骨痛

症状：尾骨、尾骶关节损伤、疼痛，坐卧、行走时疼痛

偏方：做一个“O”形坐垫，在痛处留空，使病人坐着时尾骨处不受到体重的挤压，从而加快炎症和痛感的消除。

尾骨位于我们脊椎骨最末端，如果用手摸，能摸到一个小小的突起。这个地方位置特殊，很容易因为摔倒或久坐导致损伤，引起坐、行、如厕的不便，又因为这个位置比较私隐，所以有不少患者在尾骨损伤时，不想去医院治疗。下面我就向大家介绍一些尾骨痛的自我治疗方法。

方法之一就是做个中间留空的“O”形坐垫，这个方法是我有一次巡查病房时发明的。有一次，一位骨伤科的住院病人在上厕所时不小心滑倒了，尾骨碰到了坐便器上，虽然没有发生骨折，但因为尾骨损伤，病人不管坐着、站着或者走动时都觉得疼痛，上厕所也很不方便。因为病人是在住院期间摔倒的，所以我们科室也尽力去解决病人的问题。

我在住院部给这个病人进行了手法复位，考虑到病人尾骶关节的神经受到压迫后还没恢复过来，仍有痛感，我就建议家属给病人做一个“O”形坐垫，在痛处留空，使病人坐着的时候，尾骨处不受到体重的挤压，从而加快炎症和痛感的消除。病人家属听了这个建议后，当天就做好了一个“O”形垫，这样病人总算可以坐得比较安稳了。

治疗尾骨痛还有一个方法，就是进行热敷，我给这位病人安排

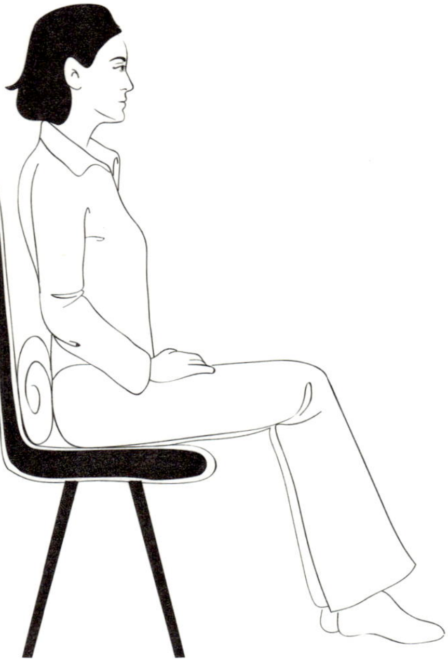

“O”形垫有效治疗尾骨痛。

了红外线灯照，并开了外敷通络膏药。就这样，过了3天后，病人的尾骨痛症状就消除了。我去巡房时，病人家属告诉我，其实病人在家里曾两次摔伤过尾骨，每次都要痛上一个多星期才好，没想到这次这么快就不痛了。

我告诉他们，尾骨损伤是很常见的意外损伤，一般情况下尾骨损伤会导致尾骶关节处的组织水肿、发炎、痉挛等，从而引起尾骨痛。这种情况只要注意休息、进行热敷，一星期内疼痛就会明显改善。如果能适当采用按摩手法并让尾骨悬空，减少压迫，就能避免尾骶部再次受挤压，减轻受力，从而加快尾骶部组织的康复。

有不少患者是在家摔倒导致尾骨损伤的，这时候就可以采用“O”形垫悬空和热敷的方法治疗，需要注意的是，如果病人出现尾骨痛明显，无法行走，或小便失禁的情况，就应当尽快送院治疗，不要延误病情。

56. 细辛白芥子，敷好手肘疼痛

症状：网球肘，肘关节疼痛，穿衣、提重物时加剧

偏方：取细辛、白芥子少许，按1:5的比例研磨成药粉，每次取药粉10克，和家用米酒混合调成糊状，然后敷在患处痛点，每次敷6～8小时，3天敷一次。

三八妇女节时，一些男同事打趣说："做女人就是好，上班挣钱的叫半边天，在家当主妇的叫贤内助，哪像我们男人，上班是应该的，不上班简直天理不容……"女同事们都忍不住笑起来。其实，在外面工作挣钱的人固然辛苦，但在家里做家务活的也不轻松，我就见过不少因为做家务而得了"职业病"的全职主妇，她们的职业病就是网球肘。

网球肘在临床上叫做肱骨外上髁炎，主要表现是手肘处酸胀疼痛、麻木，提重物、抓握、扭动物件时疼痛加重。家庭主妇在做饭、买菜、洗衣、抱孩子时都需要用到手臂，一些手部劳动长期重复就容易导致手腕、前臂肌肉以及肘关节的损伤。很多人都认为全职主妇的生活很轻松惬意，但来找我看病的黄女士说，全职主妇这份"差"真的不好当，天刚亮就要开始准备一家4口人的早饭，然后去买菜，回来后马不停蹄地开始做饭、洗碗、打扫卫生，接孩子放学，然后又是做饭、洗碗、收拾房间。一天下来，常常累得精疲力竭。黄女士当全职主妇才5年，就患上了网球肘，现在连拧毛巾都拧不了了，她之前去另一家医院咨询过，了解到治疗网球肘要打封闭针，甚至还得做手术。她心里比较怕这些，于是就来找我，看有没

有不需要打针做手术的治疗方法。

我告诉她，网球肘是因为长期从事家务劳动，导致前臂肌肉的纤维和韧带过度拉伸、断裂引起的，在中医上属于伤筋、筋痹的范畴。通过局部封闭能比较快止痛，但进针的部位和深浅如果没掌握好就容易伤及神经，而且药物的副作用也比较多，可能造成感染。所以我建议她不如先采用推拿、针灸和药敷的方法治疗，如果疗效不错就不需要考虑局部封闭了。

十多年前，我从一些文献上看到过细辛白芥散治疗网球肘的研究，这种药敷的方法在临床上能获得良好的疗效，所以这次我也给黄女士推荐了这个方子。需要用到的药物很简单，只有细辛和白芥子两种，把它们按1∶5的比例研磨成药粉，使用时取药粉10克，和家用米酒混合调成糊状，然后敷在患处痛点，每次敷6～8小时，3天敷一次。细辛和白芥子都是热性的药物，有散寒祛风、消肿止痛的功效。现代医学研究表明，细辛的止痛作用和普鲁卡因类似，可长时间止痛，把它和白芥子共用，直接外敷在患处，再借助米酒的挥发性，疗效是很不错的。

黄女士在我这里治疗了几次，又敷了一段时间的细辛白芥散，网球肘的情况改善了很多。我建议她平时做家务时注意手臂的用力方法，例如买菜提重物时不要用手肘弯曲提着，而改用肩部和手腕提，做完家务后应给手臂按摩一下。

细辛白芥散是一个比较方便实用的方子，在使用时还需注意，如果皮肤有轻微的灼热感是正常现象，但如果灼热感明显，甚至灼伤皮肤，就应立即移去药物，必要时应尽快就医。

57. 脚踝软组织扭伤，韭菜外敷止肿痛

症状：脚踝软组织急性扭、挫伤，脚踝疼痛，行走困难，红肿，无骨折

老偏方：取连头带根的新鲜韭菜一把，捣烂成泥状，然后加少许白酒拌匀，涂敷在患处，用绷带包扎固定，一天换一次药，一般敷2～7天即可，消肿、祛瘀效果明显。使用注意：急性软组织挫伤在24小时内应先冷敷处理，再使用韭菜湿敷，不宜添加酒精使用。24小时过后可采用热敷处理，这时可在韭菜湿敷物中添加白酒或酒精。

脚踝扭挫伤是一种常见的运动损伤，应急的处理办法是先冷敷，然后再热敷或涂擦药物，一般在1～2周内就能痊愈。现代人做什么都讲究快速，为了一个小小的扭伤就要待在家里一两个星期实在让人难以接受，要想快速治好扭伤，也不是没有办法，这办法就在厨房里。

前几天有个年轻人来我这里看病，他在附近的球场打篮球时扭伤了脚踝，辛苦地拖着受伤的脚来到诊室。我给他检查过后，认为他没有骨折，又让他去做拍片检查，年轻人一听到要拍片就知道要花不少钱，就跟我说他没带够钱。我说拍片是为了以防万一，程序上也是要求拍片才能确诊的，好说歹说之下，他总算听我的去拍了片。从片子上看没什么大问题，我认为他得的是踝关节扭挫伤。

我跟年轻人说没什么大碍，但是他必须好好休息几天。年轻人让我给他开些便宜点的药。我对他说，也不需要开药了，回去就用

冰块或者冷水敷一阵，家里如果有韭菜就把韭菜整根捣烂，敷在患处，敷几个小时就能消肿。

“敷韭菜消肿止痛，这样也行？”年轻人惊讶地问，“医生你没忽悠我吧？”我笑着告诉他，我忽悠他对我自己又没什么好处，韭菜外敷这个方法看似简单，但却是非常有效的。韭菜属于温阳补肾的食物，而新鲜韭菜根则具有消肿、止痛、祛瘀的功效。以前农村地区药物很短缺，一些基层医生发现用韭菜根捣烂外敷不但能治疗家畜的外伤，还能治疗人的跌打损伤。由于韭菜取材方便，价格便宜，所以直到现在还有不少人使用韭菜湿敷治疗外伤。

现代医学研究也证实韭菜根湿敷对运动损伤、跌打扭伤造成的软组织损伤有消肿止痛的功效，尤其在损伤后两小时内用韭菜湿敷，消肿的效果最好。如果在湿敷时加上酒精，疗效就更好了。但因为酒精有扩张血管的作用，所以刚损伤的患者就不适宜加上白酒了，还是单用韭菜湿敷比较好，等伤后24小时，方可在韭菜中加入酒精。一般的损伤，湿敷1～2次就能取得比较明显的疗效，而对于比较严重的损伤，在敷药3～5次后，也能取得较好的效果。

这位年轻人回去后就按我说的，用韭菜湿敷在患处。三天后他特地过来复诊，这时他的脚踝已经完全消肿，可以比较好地活动了。他问我什么时候可以再打篮球，我建议他再休息观察几天，如果一个星期后没发现什么异常，他就可以试着做一些简单的运动了。

58. 足部毛巾操，缓解足底痛

症状：足跟痛、足底痛

偏方：平躺在床上，然后抬脚、屈膝，以较长的毛巾裹住前脚掌，双手辅助用力，前脚掌尽量向身体内弯，拉伸足弓，起到锻炼的作用。

朱小姐是我以前的病人，去年她曾因为足底痛到我这里来看病。她是一位化妆品专柜的售货员，平时很爱穿高跟鞋，我劝她，为了健康着想，最好少穿高跟鞋。她听了我的建议，改穿平底鞋和低跟鞋，足底痛的情况就好了很多。最近她又因为足跟痛的问题来找我，这次却不是高跟鞋惹的祸。

“为什么穿平底鞋也会引起脚痛呢？”朱小姐跟我说完病情后问我。我告诉她，其实哪一种鞋都有可能引起脚痛，平底鞋确实相对比较舒服，引起脚痛的情况比高跟鞋少，但如果站立、行走的时间太长或者鞋底太硬也有可能会引起足跟痛。还有，现在很多女士都喜欢穿凉鞋、凉拖鞋，足跟长时间暴露在外，着凉后也容易引起足跟痛。听我说完，朱小姐连连点头，原来她最近就是经常穿凉鞋，商场的空调温度又调得比较低，她贪图凉快，没想到这样会引起足跟痛。

足跟痛本来多见于中老年人，病因主要是关节发生退行性病变，产生骨刺，才引起足跟胀痛、麻木和行走困难等。年轻人足跟痛主要是由足底筋膜损伤导致的，足底筋膜是我们脚底的一层筋膜，连接并包裹足底的肌肉，长时间行走或站立会使足跟长时间受压，导致足底筋膜发炎，就会引起足跟痛。

知道了病因之后，我给朱小姐设计的治疗方案是穴位艾灸结合足弓锻炼，为什么选择这种治疗方案呢？因为朱小姐的足跟痛主要是由长时间站立和脚跟受凉引起足底筋膜损伤导致的，通过艾灸对穴位进行刺激，能使气血通行顺畅、祛除湿痹，而足弓锻炼是为了加强足底筋膜的韧性，促进血液循环，减少足跟痛的发生。

艾灸方面，我采取的是麦粒灸法，先在穴位皮肤上标记并涂凡士林，把麦粒大小的艾柱放置在穴位上点燃，然后再移去。至于取穴，可以选择足部的照海穴、太溪穴、昆仑穴。

那么，足跟锻炼是怎样进行的呢？方法其实很简单，锻炼时需要用到一条毛巾，我们管这个锻炼叫足部毛巾操。方法就是患者平躺在床上，然后抬脚，屈膝，以较长的毛巾裹住前脚掌，双手辅助用力，前脚掌尽量向身体内弯，拉伸足弓，起到锻炼的作用。

除了这个足底毛巾操外，患者还可以做脚底蹬踏的动作，方法就是平躺在床上，模拟骑单车的动作，双脚轮流蹬踏，这个动作可以增强足底筋膜的张力，预防劳损。

59. 夏天艾叶冬天香蕉，一年不愁腿脚抽筋

症状：经常腿脚抽筋，夏天出汗后、冬天受凉后加重

偏方：

①新鲜艾叶30克，水煮15分钟后加适量清水，在水温适宜时用以泡脚。

②取香蕉一根去皮、切块，粳米50克，冰糖适量。先将粳米煮成粥，再将香蕉肉、冰糖放入粥内，再煮15分钟即可。每天食用1～2次，一周内可食用2～3次，连续食用2～4周效果更佳。

几乎每个人都遇到过腿脚抽筋的情况，应对抽筋的方法有站立法、提脚尖法、掐人中法等，这些方法都能有效而快速地缓解抽筋的症状。可是有些人可能会经常遇到抽筋，例如老人、小孩、体虚多病的人等，对于这类人来说，除了要懂得怎样应急处理，最好还是要了解一些预防的方法。

我的病人周女士就是一位经常腿脚抽筋的病人，为了治好这个病，她试过很多方法，比如补钙、泡脚、贴膏药、电疗等，但效果似乎都不明显。别人一般是受凉、运动或者睡觉时容易抽筋，而周女士除了这些状况，在天热流汗时、走路时，坐着时都有可能突然抽筋。因此，我觉得要治疗她的腿脚抽筋，必须从她的体质入手，从根本上调理才行。

我给她推荐了两个方子，一个是在夏天时用新鲜的艾叶煮水后泡脚，一个是在冬天时食用香蕉、粳米、冰糖煮成的香蕉粥。对这

两个方子，周女士感到很不解，她问我是不是反过来了，应该夏天吃香蕉、冬天用艾叶水泡脚才对。

我说，没有弄反，确实是这样。先说夏天用艾叶水泡脚的方法。引起腿脚抽筋的原因有以下几种：一是腿脚受凉；二是剧烈运动后肌肉不适应；三是睡姿、坐姿不良；四是由其他疾病引起，例如脉管炎、腰椎间盘突出、心脏病等；五是水电解质紊乱引起肌肉过度兴奋，例如血液中的钙离子偏低，就会引起抽筋。一般来说，夏天抽筋是比较少见的，因为腿部没有受凉，肌肉就不容易痉挛。但是有些人在夏天出汗特别多，这就容易使身体内的电解质等大量流失，从而引发腿抽筋。这也可以解释为什么周女士常常补钙，但抽筋的现象仍然没有改善，原因就在于她补充的钙都白白流失了。所以夏天用艾叶水来泡脚，其实是为了改善她出汗多导致电解质流失的问题。

艾叶是温经散寒的常用药，《日华子本草》记载，艾叶能够“止霍乱转筋”，就是说艾叶能够祛除风湿、温经通络，治疗风寒湿痹导致的腿脚抽筋。艾叶具有温热作用，还可从根本上改善虚寒的体质，固摄正气，要知道，多汗、盗汗的原因就在于正气不固，无法统摄身体的津液。

在夏天泡脚，其实也是遵循中医“冬病夏治”的原则。中医认为夏属阳，在夏季养生以积蓄温阳，这样在冬天时身体就能抵御寒邪，不易生病。

再说香蕉粥的功效，这种粥很少有人听说过，但其实味道还不错，可以当成一道特色甜品来吃。冬天时，腿脚因为不够暖和而抽筋是很常见的，要预防抽筋，除了可以从加强保暖方面入手，还可以从改善新陈代谢、增强神经健康方面入手。香蕉含有丰富的钾元素，可参与身体内的新陈代谢；粳米含有丰富的维生素B_1，可以营养神经；钾和维生素B_1都可以增加肌耐力和肌肉的柔韧性，使腿脚在活动或者站立时不容易抽筋。香蕉还是低血糖、贫血人士的理想食物，将香蕉和粳米一起煮，还可以降低香蕉的寒性，尤其适合在冬天食用。如果是不喜欢甜食或者有糖尿病的人士，粥中可以不放冰糖，或者用番茄、芹菜来代替香蕉。

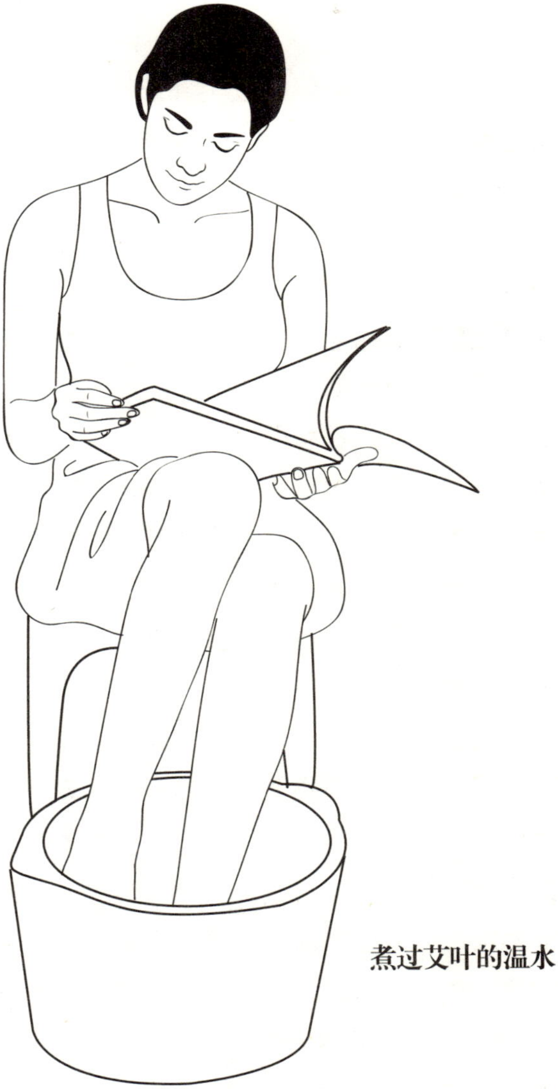

艾叶煮水泡脚，腿脚抽筋可缓解。

60．黄瓜籽送酒，骨伤好得快

症状：骨折恢复期的红肿、疼痛等症状

很老很老的老偏方：黄瓜籽炒黄研细末，每次10克，用酒送服，每天2次。

简主任是我们医院的老前辈，也是我实习时的带教老师。虽然他已经退休，但只要有时间，他还是常常到医院来看我们。有时，我们碰到了疑难杂症，也都会去向他请教。前段时间，我们听说他不小心摔倒骨折了，便与同事几个相约一起去探望他。来到简主任家后，大家看到他骨折的地方已经处理完毕，看起来没什么大碍，只要休息一段时间，应该就能痊愈。

那天，简主任很高兴，还留我们一起吃饭。饭后，他又倒上一些自制的米酒，和我们边聊边喝。我见他一边喝酒一边还吃一些白白的籽儿，就问他这是什么，他故作神秘地让我们猜，我尝了一点那些籽儿，香香脆脆的，和我平时吃的瓜子不太一样。见我们都猜不出来，他告诉我们，这是黄瓜籽，是他特地让人从乡下带来的，对骨折骨伤的恢复特别有效。

见我们都没听说过这个偏方，简主任就和我们聊了起来。原来在他老家农村，黄瓜籽常被用来治疗骨折骨伤，如果家里养的小鸡小鸭腿折了，人们就会用老黄瓜的籽儿磨成粉，混在饲料里让它们吃下去，只要三五天就能好转。人骨折的时候，也可以吃这种黄瓜籽。《中国医药宝典》也记载，黄瓜籽有接骨、壮骨、补钙的功效。

我回去后又查了一些资料，原来用黄瓜籽接骨这个方法在民间有

很悠久的历史。黄瓜籽性凉，有续骨、祛风、祛痰的功效，尤善于祛除骨折后的瘀血积热。现代药理学研究也证实，黄瓜籽中钙、镁含量很高——钙是骨骼生长必需的元素；镁则能刺激成骨细胞生长分泌，加速骨痂形成。黄瓜籽还含有一些其他的营养成分，使得它可以促进骨折患者的全身代谢反应，加快血肿吸收，促进骨伤愈合。

如果服用黄瓜籽时再配合饮些酒，骨折的愈合就更快了。大家都知道，骨折骨伤时我们常会搽点药酒，原因就在于酒精能加速血液循环，使瘀血更快被吸收。

大概一个月之后，简主任就痊愈了，我们又能在单位看到他熟悉的身影了，大家都觉得很高兴。

61．脖子一动就头晕，按压后脑见效快

症状：颈性眩晕，脖子转动、后仰时出现眩晕、恶心、眼花、乏力、站立不稳的情况

老偏方：在枕骨下找到明显的压痛点，在此进行按压，可起到立竿见影的效果。

我的病人于先生今年44岁，是一名政府单位的统计员，很多人都羡慕他工作稳定，工资高，福利好。不过，于先生最近却很想辞职，原因是这份工作让他“头晕”。原来，大概一个月前，由于月底要赶很多报表，所以于先生连续加班了好几天，每天几乎有十几个小时都坐在电脑前。有一回他坐久了，就站起来活动了一下，没想到一转头，马上觉得天旋地转，眼冒金星，差点没摔倒在地上，休息了好一阵子才稍微好点。此后，他发现这样的头晕出现得越来越频繁，特别是在自己转脖子、仰头的时候。于先生觉得他的头晕和他的工作量过大有关系，因此，他来我这里看病，顺便想咨询我的意见，像他这种情况，是否必须得把工作辞掉才行。

我让于先生做了X光片检查，检查结果显示他患的是颈性眩晕，这种病和他长期对着电脑伏案工作有很大关系。我问他现在转动脖子、仰头的时候会不会觉得头晕，他就试着转了一下，马上跟我说会头晕。我让他坐下来，头稍微向前倾，一手扶着他的前额，一手在他枕骨处连续按压了几个地方，并问他有没有觉得哪里特别痛。当我按压到某个位置的时候，他“哎哟”地叫了一声，表示这里特别痛，于是我就在这个压痛点持续按摩了一分钟左右。这时我再让他试着仰头、转动脖子，他惊奇地发现头竟然不晕了。

于先生问我刚刚按摩的穴位叫什么。我告诉他，这叫“阿是穴”，也叫“天应穴”。古代的医生给病人按压穴位的时候，一边按，一边问“是不是这里痛”。按到压痛点的时候，病人往往脱口而出“啊，是……”，于是就有了“阿是穴”的叫法。

中医认为，人在生病的时候，气血会阻滞在身体某个部位，这时如果按压这个部位，病人会有比较强烈的痛感，所以，这个部位也是针灸按摩治疗的最佳刺激点。于先生的颈性眩晕是由长期伏案工作，气血流通不畅导致的，由于气血阻滞在枕骨附近，导致通向头部的经络不通，病人就会感到眩晕。这时如果按摩刺激枕骨附近的压痛点，就能使阻滞的气血得到疏通，使经络畅通，自然就改善了头晕的情况。

从现代医学角度来理解，长期伏案工作，颈椎和头部缺乏活动，枕骨下缘处的颈肌会发生痉挛，致使肌肉粘连，甚至出现炎症，这就会刺激颈部的交感神经，引起椎动脉痉挛，导致眩晕、恶心等。另外，如果一直保持同一个姿势，颈椎就会发生变形，当转动、仰头的时候，颈椎会压迫到血管，引起脑供血不足，也会使人体出现眩晕的症状。在枕骨下寻找到的压痛点，实际上就是颈肌痉挛或者组织出现粘连的地方，在此进行按摩，能够迅速起到放松痉挛肌肉、解除粘连的效果，改善头晕。

听完我的解释之后，于先生最关心的就是他还能不能继续现在这份工作。我笑着对他说，既然按一下后脑勺他就不头晕了，那他当然可以继续工作，但要注意自我保健，工作时不能一连几个小时坐着。我建议他在手机上设定一个定时器，调成振动的模式，每隔一小时，就提醒他起来活动一下，做一遍颈部的保健操，这就可以有效地预防颈性眩晕和颈椎病。

于先生又问我，这个颈部的阿是穴具体是在哪里。我跟他说，阿是穴是不固定的，属于压痛点取穴，但它基本上集中在枕骨和颈部。他自己找穴位时，可以顺着后脑的发际线一路按过去，肯定有一个地方的疼痛比其他地方更明显，这就是阿是穴的位置了。

附录

很老很老的老偏方·家庭疗法速查表

中老年老偏方，硬硬朗朗度晚年		
症状	老偏方	索引
骨质疏松 腰背痛	牛膝5克，用一碗水煎15分钟，放凉后饮用，之后可再用开水重复冲泡饮用。每天可饮用3～5次，坚持饮用一个月以上。	P2
关节肿痛	取新鲜小蓟10克、蓖麻子5克，混合捣烂后敷在膝关节上，大约4小时后取掉。	P4
骨质增生 足跟痛	取川芎15克、小米醋300毫升，川芎捣碎后和小米醋一起入锅，加清水1升，煮5～10分钟后倒入盆内泡脚跟。每天1～2次，连续泡10天。	P7
反复 腰酸背痛	①找一张硬靠背的椅子坐下，尽量坐直，背靠在椅背上，双臂斜向上举，伸展上体，头慢慢向后仰，保持3秒左右，然后慢慢还原放松，再重复做该动作3次左右。 ②买一两个网球，在家里有空时就扶着墙，一只脚光脚踩在网球上前后滚动按摩，每次10分钟左右。	P9
颈椎病	①伸出左手拍右边的肩膀，再换右手拍左边的肩膀，各拍50下。 ②取宣木瓜15克、五加皮10克、炙甘草5克，加开水冲泡15分钟后饮用，平时可代茶喝，每天喝一至两杯。	P12
肩周炎 肩痛 抬手困难	平行丢沙包。自然站立的情况下，右手拿起沙包往左前方丢，然后换左手往右前方丢，也可以两手同时往对侧方向丢。丢的时候，手臂要逐渐往上举。	P15

痛风	①口服苏打片，每次1～3片，每天3次，或遵医嘱。 ②车前草20克，加3碗水，煎30分钟后饮用，每天饮用一次，连续饮用3～7天。	P17
肋软骨肿痛	取麻黄10克、红花10克、肉桂5克、白酒50毫升，加三碗水煎30分钟，分两次服用，一天内服完，连续服用3～7天。使用注意：急慢性肠胃炎、心脏病、高血压、高脂血症、糖尿病、肾病、肝功能不全、中风、癫痫病患者慎服，应先咨询专业医师。	P19
腿脚冰冷麻木	采取仰卧姿势，弯曲膝盖，双手交叉放胸前，然后双手抱膝做前后来回滚动，刚开始可量力而行，连续做3～5个动作即可，适应后可增加至每次10个，每天做2～3次。	P21
更年期老偏方，健康迎接第二春		
症状	**老偏方**	**索引**
肾阴虚型更年期腰痛	取酸枣仁30克、生地黄30克、粳米100克、白糖适量。酸枣仁加水研末，取汁100毫升；生地黄加水煎取100毫升药汁，去渣。将酸枣仁汁、生地黄汁与洗净的粳米同煮成稀粥，加白糖少许，调匀服用，每天1次，连服5～7天即可。	P26
肾阳虚腰部冷痛	①取大虾米10只、小米100克，盐、味精、麻油、葱末适量。将虾米切成小丁，小米淘净，共煮粥，加调料即成。每天1次，连服7天。 ②取韭菜适量（45克左右），洗净后用开水焯一下，去辣味。再用干净纱布将韭菜包好，榨取汁液，临服时加点白糖。每天2次，每次5～10毫升，连服3～5天。	P29

腰痛腹胀	取柚子半个（约500克）、冰糖300克、水适量。柚子皮冲洗干净后削成约1毫米粗的丝，并剥下柚子肉，将柚皮丝与柚子肉一同放入锅内，加入冰糖，加适量水没过柚子皮，大火煮沸后转小火继续煮半小时，水将干时，不停搅动，防止粘锅，煮至黏稠为止。煮好的柚子茶放凉后，加进蜂蜜搅匀，再装入密封瓶内冷藏存放（不要超过10天）。喝时用温水冲调，胃口不佳、消化不良时喝一小杯，坚持两个月可见效。	P32
痰湿型 腰酸背痛	取黄芪15克、党参15克、薏苡仁30克、白扁豆15克、红枣2个、大米100克。先将薏苡仁、白扁豆炒至微黄，红枣去核，用清水洗净黄芪、党参并放入砂锅内，加水煎汁。药汁熬好后，去除药渣，将炒薏苡仁、炒白扁豆、红枣肉、大米一同放进药汁中煮沸，后用文火煮成粥，每天一次，连服5～7天。	P35
更年期 腰膝酸软	取黑米50克、黑大豆20克、黑芝麻15克、核桃仁15克，一同熬粥，加红糖调味食用。每天1次，连服1周；或每周3～5次，坚持1个月。	P38
更年期 骨质疏松	每天快步走，每分钟步行100～120步，每次走30～60分钟。实在没有时间去锻炼的，也可利用上下班时间或空闲时间，每次走10分钟，每天加起来至少走30分钟，每周至少坚持走5～6次。	P40
男性 更年期 腰酸乏力	用冬虫夏草9～12克、虾仁15～30克、生姜少许，水煎到水沸30分钟后取汤温服。每周一次，服用一个月后见效。	P42
更年期 烦热腰痛	黄精30克，山药60克，鸡肉500克，切块同放入碗中，加水适量，隔水炖熟，调味后分2次食用，隔天1剂，坚持服用1～2周。	P45

孕产期老偏方，快快乐乐做妈妈		
症状	老偏方	索引
孕期 腰酸背痛	孕妇采取坐姿，将身子伏在桌子上（用靠垫把头和胸部保护好），尽量避免挤压到胎儿。家人把手掌掌根放在孕妇后背脊柱两侧肌肉处，做轻快、柔和的回旋运动，注意手要按住肌肉施加一定压力，不要在皮肤上摩擦。在一固定点按揉数十秒后将手向下移一手掌宽，再重复此操作，直至按揉到臀部以上。	P50
缺钙 引起的 腰酸背痛	取鲢鱼头一个、豆腐200克、香菜15克、淡豆豉30克、葱白30克、盐5克、味精3克、植物油30克。鱼头去鳃，洗净切开两半；香菜、葱白清水洗净，切碎；将鲢鱼头放入油锅煎香，加淡豆豉入锅，加清水适量，用武火煮沸后，加入豆腐，改用文火煲半小时，放入香菜、葱白煮沸片刻，调味食用。每周服用2～3次。这个汤适于怀孕4～6个月的孕妇食用，具解表散寒、健脾开胃、补钙的作用。	P53
孕期 腰酸背痛 便秘	取牛蒡75克、瘦肉45克、黑芝麻15克、酱油适量。将牛蒡削去外皮、切细丝，瘦肉切细丝，待油锅烧热后放入肉丝炒，再放入牛蒡，加酱油调味炒匀，待肉熟后即可盛盘，洒上黑芝麻即可食用，每周吃2～3次。	P56
孕期水肿 腰酸背痛	取赤小豆50克、鲜山药50克、白糖少许。先煮赤小豆，待八成熟时，下鲜山药，熟后加糖少许即可，每周服用2～3次。此方具有健脾、清热、利湿的作用，适合于脾虚湿蕴化热的妊娠水肿、大便溏泄、小便短少者。	P59

产后腰痛	取栗子（去壳）50克、山药30克、茯苓15克、糯米50克，再加肉桂10克、白术20克、甘草6克、干姜10克，先将后面四味材料放入砂锅中加水泡透，煎30分钟后倒出药汁，加水再煎20分钟后将药汁倒出。两次的药汁合在一起放在砂锅内，再放入山药、茯苓、栗子、糯米，用文火炖烂成粥。早晚各服1次，连服3～5天见效。	P62
产后足跟痛	①淫羊藿9克、枸杞子15克、羊肉90克（切块），洗净后一起放入砂锅内，加清水适量，以文火煮两小时，至羊肉熟烂为度，每天服用一次，一周内服用2～3次，坚持服用一个月。 ②患者坐在床上，伸直双腿，使其与地面平行，双脚及脚趾慢慢用力，向脚背勾弯，至最大限度并保持30秒，然后慢慢放松，连续5～10次。	P65
生理期老偏方，不怕经期腰酸背痛		
症状	**老偏方**	**索引**
经期腰酸痛	在热水中滴入几滴薰衣草精油，然后打湿毛巾，稍微拧干后用毛巾热敷命门穴，每天1～2次，连敷1～3天。也可用暖宝贴等发热器具代替热毛巾。	P70
经期腰痛	取制首乌10克、黑豆30克。制首乌水煎取汁50毫升，黑豆泡涨、洗净，煮1小时后加入首乌汁再煮30分钟，得1小碗，加食盐和猪油调味，1次食完。经前1周服用，每天服1剂，连服3～7天。	P73
经期腰刺痛	①丹参、元胡各30克，川牛膝、红花、郁金各15克，酒500毫升；用冷浸或热浸法制取。月经前3天开始服，每天1～3次，每次服15～20毫升，连服3天。 ②取益母草15～30克、元胡10克、鸡蛋1个，加水同煮。蛋熟后去壳，再煮片刻，去药渣，食蛋饮汤。月经前每天1次，连服5～7天。	P76

经期 腰部冷痛	①取鸡蛋1个、红枣8个、老姜20克、红糖15克。将红枣洗净去核，老姜切成薄片，与鸡蛋同放锅中，加适量清水煮至鸡蛋熟，将鸡蛋去壳放入锅中，再煮约15分钟，加入红糖，饮汤食鸡蛋和红枣。于月经前一周服用，每天1次，连服3～5天。 ②取墨鱼干1～2只、生姜2片、黄酒250毫升。墨鱼干温水浸发、洗净，与黄酒、姜下炖盅，加盖隔水炖3小时，加盐调味，饮汤食墨鱼，趁温热服下。每周服用2～3次，坚持一个月。	P79
盆腔炎 引起的 腰痛	①取阿胶30克、鸽蛋4个。先将阿胶置碗中，加入清水适量，置于无烟火上烤化，趁热放入鸽蛋和匀即成，早晚各1次，于经前一周服用。 ②取苦菜100克、金银花20克、蒲公英25克、青萝卜200克（切片）。上四味共煎煮，去药后吃萝卜喝汤，每天1剂，连服3～7天。	P82
男人腰痛老偏方，“肾”好腰背才结实		
症状	**老偏方**	**索引**
性生活后 腰酸背痛	取熟地黄20克、山茱萸15克、鸭肉80克。将鸭肉洗净切块，同药材一起加水适量放入炖盅内，隔水炖3小时食用。每天1次，连服5天。之后每周2～3次，坚持两个月。	P88
肾虚 阳痿腰痛	取栗子125克、核桃仁250克。将栗子蒸熟后，同核桃仁共捣烂成泥，制成丸子即成。每次食10克，每天3次。	P91
尿路感染 腰痛	①取西瓜皮50～100克、冬瓜皮30克。将西瓜皮、冬瓜皮洗净，加水1000毫升煮沸，去渣代茶饮。适合小便短赤者服用，连服两三天可见效。 ②取鲫鱼1条、冬瓜皮60克。将鲫鱼剖洗净，冬瓜皮洗净，一并放入锅内，加入姜、精盐和适量清水。将锅置于旺火上煮沸，再改用小火慢煮30～40分钟。每周服1～3次，适合湿热兼脾虚、水肿以及多次尿路感染者服用。	P94

尿路结石 腰腹绞痛	每天取鲜品金钱草30克煎服，连服7天为一疗程，停服数日后再坚持服用，坚持两个月即可。	P97
慢性肾炎	取荸荠10个、赤小豆30克、猪肚1个。将猪肚切成丝，与荸荠、赤小豆同煮，炖烂服用，具有利水消肿、消蛋白尿的作用。间隔1天再服1次，服3次为1疗程。	P100
前列腺炎	①金银花30克、野菊花15克、生甘草10克，水煎代茶频频饮用，当天服完。每天1次，连服3～5天。可治疗湿热引起的腰酸背痛、急性前列腺炎。 ②经常喝苹果汁或食用苹果可补锌，对导致阳痿早泄、腰酸背痛的慢性前列腺炎有很好的疗效。	P103
肾结石 腰痛	取玉米须30克，白茅根30克，红枣8个，倒入锅内加冷水1500毫升，煮沸后再用小火煮30～40分钟即可。每天1次，服用3～5天后间隔一两天再服用，坚持一个月。	P106
前列腺 增生	油菜花粉3～5克冲水口服，每天3次，一个月为一疗程，可长期服用。也可服用油菜花蜂蜜，每次一勺，用温开水冲服，每天1～2次。	P108
上班族老偏方，腰背疲劳一扫光		
症状	**老偏方**	**索引**
腰肌劳损	第一个动作，晨起趴在床上，撑开双手，合拢双腿并伸直，用力撅起臀部，使腹部尽量离开床，坚持数秒再放下臀部，反复做10～15次；第二个动作，双膝双手伏床，跪趴在床上，双肩保持放松，慢慢使躯干下沉，手可适当向前滑动，大腿则尽量与床保持垂直，做猫伸懒腰状。这两个动作可促进气血流畅，有利于腰酸背痛的好转。	P112
晨起 腰酸背痛	取75克艾叶、15粒红枣（去核），加水大火煮滚后，再用小火煮20分钟，滤渣后当茶喝，喝3天停1天，如此喝15天可见效，严重者可坚持喝两个月。	P116

慢性腰痛	取杜仲15克、猪腰1～2个。猪腰洗净，剔除筋膜后切成腰花，用开水氽烫后洗去浮沫，与洗净的杜仲一起放进砂锅，加适量水熬汤服用，4天喝一次，坚持两个月可见效。	P120
湿热型腰酸背痛	取牛膝20克、丝瓜200克、猪瘦肉50克。将牛膝去杂质，浸泡后切成3厘米长的段；丝瓜洗净，去皮，切块；猪瘦肉洗净，切片。将炒锅置武火上烧热，加入素油，待油烧至六成热时，下入姜丝、葱段爆香，再加入1800毫升清水，置武火上烧沸，然后放入丝瓜、肉片、牛膝煮熟，加入盐即成。每周服用2～5次，坚持一个月可见效。	P123
浑身疲劳无力	取生地黄20克，山药、枸杞子各50克，大米100克。将生地黄切碎，山药捣碎，和枸杞子、大米共放锅内加水适量煮粥，代早餐食。每天1次，坚持一周，此后可每周服用3～5次，坚持两个月。	P126
腰椎间盘突出	拿一本2～3厘米厚的书，放在地板上，然后两只前脚掌站上去，脚跟留在地板上，保持一段时间。	P130
落枕	双手五指自然交叉，以拇指在下方的手为准，该侧食指指尖落在对侧手背的位置就是落枕穴。以手指按摩该穴位10分钟，或用棉签头刺激该穴位并作按摩，可缓解落枕引起的颈痛和颈部活动受限。	P133
脖子受凉疼痛	①可直接加热陈醋，然后将毛巾浸泡后拧干，敷在患处；也可以在患处先涂上一些陈醋，再用热水袋或“发热包”敷上。 ②吴茱萸枕：将吴茱萸叶2千克装入布袋中制成枕头，夜晚枕之入睡即可。	P136
背痛	平躺，屈膝并把膝盖靠近胸前，用双手抱膝，维持这个姿势约1分钟，然后慢慢向两边侧身转动数次，再恢复平躺。	P138

肩部痛 抬手困难	①手肘弯曲，慢慢地向后绕过头部，再回到原来的位置，就像我们平时梳头，将头发往后梳的动作一样，先“梳”肩痛的同一侧，然后再“梳”另一侧。 ②曲肘，手掌放在脸前方，以肩部带动手掌做画圆的动作，就像用手掌洗脸一样。	P140
假性坐骨神经痛	坐在椅子上，腰挺直，靠在椅背上，然后抬起小腿，和椅子平行，重复抬腿动作1分钟后再站起来行走。	P143
腕管 综合征	模仿摇扇子的动作，前后左右活动手腕关节。每隔一两个小时做一次，坚持一周症状可改善。	P146
日常保健老偏方，筋骨疼痛有妙招		
症状	**老偏方**	**索引**
运动后 肌肉酸痛	饮用适量姜醋，也可以用果醋加清水制成饮料来饮用。	P150
急性腰部扭伤	找一位家人来帮忙，先按摩一会儿痛处的肌肉，然后两人背对背站好，双方都将肘弯曲，相互套着手，患者放松，由家人弯腰将患者背起，就和体育锻炼时双人背运锻炼的姿势一样。在家人弯腰将患者背起的同时，患者的双足可向上踢。做完这个动作，如果感到身体放松，可休息一下后再做几次。	P152
失眠头痛 脖子痛	油柑叶1000克，晒干后缝制成枕头，睡觉时使用即可。	P155
感冒身痛	取防风10克、葱白2～3段、粳米（大米）50克。先将防风洗净，加水适量，浸泡30分钟后煮15分钟，去渣留汁，加入淘洗好的粳米，用慢火煮成粥（约煮1个小时），放入切成小块的葱白和少许盐，调匀即可，葱白不宜久煮。每天食用1～2次，食用1～3天即可。	P157

儿童 生长痛	猪蹄筋100克，山药干、党参适量，三七少许。猪蹄筋洗净、切块，和山药干、党参、三七一起加水炖煮两个小时左右，食用即可。每周服用3～5次，坚持一个月。	P159
骨折	①合欢皮20克、骨碎补15克、桃仁8克、红花5克。三碗水煎成一剂，每天分3次服用。 ②合欢皮50克、栀子10克、骨碎补30克。将药物捣烂成泥状，加医用酒精调匀，外敷于骨折肿痛处，每天换药1次。	P161
尾骨痛	做一个“O”形坐垫，在痛处留空，使病人坐着时尾骨处不受到体重的挤压，从而加快炎症和痛感的消除。	P163
手肘疼痛	取细辛、白芥子少许，按1:5的比例研磨成药粉，每次取药粉10克，和家用米酒混合调成糊状，然后敷在患处痛点，每次敷6～8小时，3天敷一次。	P165
脚踝 软组织 扭伤	取连头带根的新鲜韭菜一把，捣烂成泥状，然后加少许白酒拌匀，涂敷在患处，用绷带包扎固定，一天换一次药，一般敷2～7天即可，消肿、祛瘀效果明显。使用注意：急性软组织挫伤在24小时内应先冷敷处理，再使用韭菜湿敷，不宜添加酒精使用。24小时过后可采用热敷处理，这时可在韭菜湿敷物中添加白酒或酒精。	P167
足跟痛 足底痛	平躺在床上，然后抬脚、屈膝，以较长的毛巾裹住前脚掌，双手辅助用力，前脚掌尽量向身体内弯，拉伸足弓，起到锻炼的作用。	P169
腿脚抽筋	①新鲜艾叶30克，水煮15分钟后加适量清水，在水温适宜时用以泡脚。 ②取香蕉一根去皮、切块，粳米50克，冰糖适量。先将粳米煮成粥，再将香蕉肉、冰糖放入粥内，再煮15分钟即可。每天食用1～2次，一周内可食用2～3次，连续食用2～4周效果更佳。	P171

骨折 恢复期 红肿	黄瓜籽炒黄研细末，每次10克，用酒送服，每天2次。	P174
颈性眩晕	在枕骨下找到明显的压痛点，在此进行按压，可起到立竿见影的效果。	P176